■ 일러두기

**탄수화물(炭水化物, carbohydrate), 당질(糖質, glucide)**

탄수화물은 포도당, 엿당(맥아당), 젖당(유당), 과당, 설탕(자당) 등 당류의 유도체를 총칭하는 말로, 화학적으로는 탄소, 수소, 산소가 결합하여 이루어진 천연 고분자 화합물이자 유기화합물을 이른다. 탄수화물에서 식이섬유를 뺀 것을 '당질'이라고 칭하기도 하는데, 일상적으로는 거의 동일하게 쓰인다. 이 책에서는 대체로 탄수화물이라는 용어를 썼다.

노화를 늦추는 간단한 식사법

# 탄수화물 줄여서

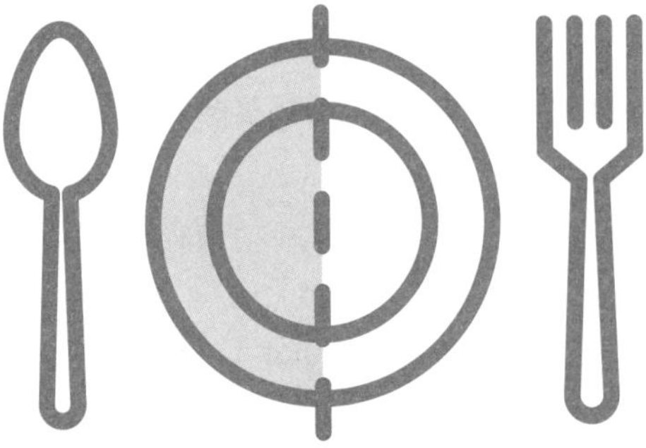

# 더 가볍게 살기

의학 박사 야마시타 아키코 지음 | 박승희 옮김

즐거운상상

머리말

# 탄수화물을 줄이면 평생 건강하게 살 수 있습니다

달달한 것을 먹지 못하면 마음이 불안해지는 당신, 후회를 반복하는 일상에서 벗어나 건강하고 행복해지고 싶은 당신을 응원하기 위해 이 책을 쓰게 되었습니다.

- 과자, 빵, 디저트류를 자주 먹는 편이다.
- 체중이 늘었고 컨디션도 좋지 않다.
- 달달한 간식거리가 없으면 불안하다.

위와 같이 느끼는 분, **혈당이나 중성지방이 높은 분이 지금 당장 실천해 바로 성과를 느낄 수 있는 식사법**을 알려드리겠습니다.

탄수화물에는 달콤한 과자 같은 것이 있는가 하면 라면, 카레, 주먹밥 같은 주식도 있습니다. 이 책에서는 특히 **'당질에 대한 중독'에서 벗어나는 법을 중심으로 말씀드릴 예정인데, 주식으로 탄수화물을 많이 섭취하는 분에게도 큰 도움이 될 것입니다.**

'평생 달콤한 걸 못 먹는 거야?'라는 질문을 하실텐데 절대 그렇지 않습니다. 일단 중독에서 벗어나면 식후 디저트를 즐기거나 생일에 케이크를 맛있게 먹을 수 있습니다.

죄책감을 느낄 필요가 전혀 없고 과식하는 일도 없게 될 것입니다. 탄수화물을 먹고 싶다는 마음으로 불안에 휘둘리는 삶과 작별을 고하고, 단것이 있든 없든 행복한 하루하루를 보내게 되길 바라는 마음을 담았습니다.

만약 당신이 **'탄수화물은 뇌를 작동시키기 위해 꼭 필요한 것'이라는 생각을 하고 있다면 그 생각은 틀렸다고 말씀드릴 수 있습니다.**

자세한 내용은 나중에 설명하겠지만, 간식으로 탄수화물을 보충하지 않으면 집중력이 약해지거나 초조해지는 것은 다른 식사의 섭취법에 문제가 있기 때문입니다. 탄수화물에 의존하지 않아도 뇌는 최고의 상태를 만들어내고 건강해질 수 있습니다.

오히려 **일상적인 탄수화물 과다야말로 불안을 유발하고 일의 성과를**

낮춥니다. 달콤한 음식을 먹고 느끼는 충족감은 단순한 '착각'에 불과합니다. 이것이 '탄수화물 중독'의 진실입니다.

저는 내과 의사이자 산업의, 건강 코치로 일하면서 지속적인 탄수화물 섭취로 인해 병원 치료가 필요할 정도의 장애에 이른 분들을 많이 봐 왔습니다.

머리로는 알고 있지만 멈출 수 없는 것이 '단 음식'과 '탄수화물'입니다. 그것들은 술이나 담배와 달리 겉으로는 매우 친근하고 다정해 보이기 때문에 우리의 몸과 마음을 상하게 한다고 생각하기 어렵습니다.

현재 일본인의 비만 비율은 남성이 33.0%, 여성이 23.3%입니다. 당뇨병으로 사망하는 사람은 연간 1만 4천 명, 탄수화물 과다가 원인인 비알코올성 지방간을 가지고 있는 사람이 2천만 명이 넘습니다. 이런 질환이 발전하여 뇌경색이나 심근경색이 되고 조기 사망과 간병이 필요해지는 불행한 상태로 이어지고 있습니다.

"달콤한 것을 못 먹는 인생이라니 뭔가 허전하지 않아?"

"여행 가서 그 지역의 인기 디저트를 못 먹으면 아쉬워."

"힐링과 즐거움의 시간이 줄어들어 사는 재미가 없어."

만약 이런 생각에 사로잡혀 있다면 당신은 '탄수화물 중독증'

에 걸려 있을 가능성이 높습니다.

자기도 모르는 사이에 중독되어 습관적으로 계속 먹다가 건강상의 피해가 심각해지고 있다는 사실을 뒤늦게 깨닫게 되는 것이지요. 이것이 탄수화물의 어두운 본성입니다.

요즘은 가는 곳마다 달콤한 것들이 있어서, 장 보러 간 김에 간식을 사도록 시스템화되어 있습니다. 새로운 디저트가 차례대로 붐을 일으켜 우리를 계속 유혹에 빠져들게 하죠.

게다가 우리는 어릴 적부터 영양 균형의 중심은 탄수화물이라고 교육받아 왔습니다. 아이들의 운동양이 줄어들었어도 영양의 50~60%를 탄수화물로 섭취하라는 지침은 바뀌지 않고 있습니다. 어느샌가 일본에도 비만 아동이 많아졌습니다.

또한 식품업계에서는 소량으로도 강한 단맛을 느끼게 하는 이성화당(포도당과 과당이 혼합된 액상의 감미료)이라는 물질을 많이 쓰고 있습니다. **이성화당은 인공 감미료입니다.** 이 당에는 강한 중독성이 있어 우리에게 쾌락을 선물합니다.

식품을 파는 회사로서는 소비자가 행복을 느껴 자꾸 먹고 싶어지는 제품을 제공해야 하고, 어쨌든 저렴하고 가성비까지 좋으니 적극적으로 인공 감미료를 쓰지요.

가공품의 원재료명을 잘 보세요. 설탕보다 포도당, 과당, 액당 같은 생소한 감미료를 많이 쓰는 이유는 저렴한 데다 사람들이 쉽게 빠져들기 때문입니다.

술이나 담배의 중독성에 대해서는 누구나 쉽게 이해하지만, 항상 먹는 귀여운 과자나 주스에 그런 중독의 덫이 있다는 것은 잘 모르는 경우가 많습니다.

이런 세상에 살면서 우리가 탄수화물에 의존하지 않고 지낼 수 있을까요? 언뜻 보기에는 어려울 것 같지만, 뇌와 몸의 시스템을 잘 이해하면 가능합니다.

뭔가 대단한 척 이렇게 말하는 저도 예전에는 과당이 잔뜩 들어간 탄산음료를 매일 마셨고, 희희낙락하며 아이스크림 가게를 들락거렸습니다. 하지만 이제는 '왜 그렇게 단 걸 먹고 마셨을까?'하고 고개를 갸웃거릴 정도가 되었습니다.

이 책에서 소개하는 방법을 실천한다면 단것을 안먹어도, 탄수화물을 많이 먹지 않아도 괴롭지 않습니다. 모두 간단한 방법이니 가볍게 도전해 보세요. 당신이 탄수화물을 줄여서 건강하게 지낼 수 있기를, 매일 젊고 건강한 날들을 누리기를 진심으로 바랍니다.

## ■ CONTENTS

## CHAPTER 2 누구나 쉽게 탄수화물에 중독될 수 있다

## CHAPTER 3 탄수화물 중독에서 벗어나면 새로운 삶이 펼쳐진다



## CHAPTER 4 탄수화물에 의존하지 않는 뇌를 만드는 법

CHAPTER 1

# 탄수화물에 중독되면 삶이 불행해진다

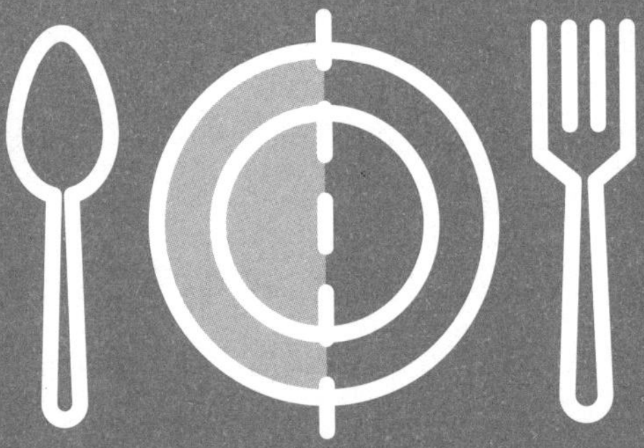

아유미 씨(가명 26세)는 중학생 때부터 두통이 있어 진통제를 자주 먹었습니다. 현재 사회인이 된 지 1년 정도 지났는데, 매일 야근에다 손님들의 불만에 대응하느라 스트레스 많은 하루하루를 보내고 있습니다. 요즘은 학창시절보다 두통이 더 심해지고 가슴 두근거림과 손발 저림까지 느끼게 되었습니다.

사소한 일로 우울해지거나 화가 나기도 해서 친구들과의 만남도 줄었다고 합니다. 가족과 싸워 부모님과 연락하지 않은 지 반년이 넘었다고 합니다. 밤에 몇 번씩 자다 깨니 아침에 일어나기 힘들고 그 때문에 직장을 그만둔 적도 여러 번입니다.

그러던 중 지인의 권유로 저에게 상담을 받게 되었습니다. 처음 만났을 때 아유미 씨는 안색이 좋지 않았고 화가 난 듯 불쾌한 표정이었습니다. 이전 병원에서 받은 검사 결과는 특별한 이상이 없었고 두부 MRI도 문제가 없었습니다.

다만 혈액 검사 결과를 보니 단백질과 비타민 B6, 철분 등이 부족한 상태였습니다. 아침 식사는 편의점에서 산 빵과 카페오레, 점심은 파스타 등의 면류, 저녁은 시판 도시락을 사 먹는 경우가 많았다고 합니다.

회사에서는 저녁이 되면 배가 고파 쿠키나 초콜릿, 소프트 캔디 등을 항상 준비해 두었다가 먹었고, 퇴근 후에는 동영상을 보면서 밤늦은 시간까지 과자를 먹는 습관이 있었습니다. 먹는 음식의 대부분이 탄수화물이었고 단백질과 양질의 지질은 매우 부족한 상태였습니다.

아유미 씨의 식사 내용과 혈액 검사 결과를 종합해보니 단백질, 철분, 비타민 B군 부족과 혈당 조절 장애가 있었습니다. 두통, 가슴 두근거림, 저림 증상은 혈당이 급속히 오르거나 내려가는 경우 또는 비타민과 미네랄이 부족할 때 생깁니다.

그렇지 않아도 **단백질이 부족한데 철분까지 부족하면 위장 점막이 거칠어져 흡수가 잘 되지 않습니다.** 게다가 탄수화물과 가공식품을 과다 섭취해 비타민 B군을 소모하고 있었습니다.

아유미 씨에게는 영양 장애로 인해 증상이 일어났을 가능성을 알리고, 탄수화물을 제한하고 단백질과 양질의 지질 등 영양을 충분히 섭취하도록 안내했습니다. 멀티 비타민을 병용하면서 식사 메뉴를 바꾸고 간식도 대폭 줄였습니다.

3개월 후, 가슴 두근거림과 손발 저림이 완전히 없어지고 두통도 많이 가벼워져 상담을 마치게 되었습니다. 첫 만남에서 표정이 어두웠던 아유미 씨는 마지막으로 만났을 때 회사를 쉬지 않고도 건강하게 잘 지내게 되었고, 가끔 부모님 댁에도 간다고 밝은 표정으로 말했습니다.

이처럼 '탄수화물 과다 생활'을 오래 하면 설령 비만이 되지 않더라도 심신의 상태가 나빠져 심하면 직장을 그만둬야 하는 지경에 이르기도 합니다.

영양에 관한 상식이 점점 바뀌고 있습니다. 새로운 연구 결과가 발표되기도 하고 유행하는 다이어트법이 소개되기도 하면서 어떤 것은 먹어도 되지만 어떤 것은 좋지 않다는 개념이 자연스럽게 자리잡게 됩니다.

하지만 모두가 정보의 근거를 일일이 조사할 수 없다 보니, 많은 이들이 하고 있다는 이유만으로 실제로는 잘못된 것을 믿는 경우도 종종 있습니다.

'탄수화물 제한'이라는 단어를 자주 듣게 되는데, 그저 단순한 다이어트법만으로 이해하고 있는 사람이 많습니다. 탄수화물 과다 섭취가 왜 나쁜지 올바로 이해하고 있는 사람은 적은 것 같습니다.

지금부터는 탄수화물에 얽힌 흔한 오해에 대해 설명하겠습니다.

흔한 오해
1

## 뇌의 영양분은 탄수화물뿐이다?

아이들의 식생활 교육에 대한 책자를 보면 '탄수화물은 뇌의 에너지로 쓰인다! 그러므로 아침에는 밥이나 빵을 먹자'라고 써 있습니다. 탄수화물이 뇌의 에너지가 되는 것은 맞습니다. 하지만 탄수화물만 에너지가 되는 것은 아닙니다. 뇌나 몸의 많은 조직들은 탄수화물이 없어도 케톤체를 에너지로 만들 수 있습니다.

탄수화물은 가장 먼저 에너지로 쓰입니다. 그래서 달콤한 것을 먹으면 힘이 납니다. 피로 회복에 효과가 있다는 영양음료의 성분을 보면 대개 고농도 포도당, 카페인, 소량의 비타민 B군이 함유되어 있습니다. 그러나 갑자기 오른 혈당치는 정점을 찍은 후 갑자기 떨어지기 때문에 바로 다시 피곤해집니다.

탄수화물을 줄이면 중성지방으로 케톤체(Ketone body)를 만들 수 있습니다. 탄수화물(포도당)에서는 36개의 에너지 물질이 만들어지지만, 지방산에서는 129개의 에너지 물질이 만들어집니다. 에너지 생산 효율을 따지면 탄수화물보다 지질이 3배 우수한 것이죠.

케톤체는 건강 장수를 가져오는 물질로 주목받고 있습니다. 노화 방지, 비만 개선, 당뇨병과 암의 예방 및 개선, 알츠하이머병 등의 뇌 기능 개선, 정신적 불편함의 개선 등 다양한 효과가 있습니다. 케톤체를 늘리면 체지방과 중성지방이 줄어 건강하게 살을 뺄 수 있습니다.

반면에 탄수화물 과다 섭취는 많은 질병의 위험을 높입니다. 지금까지 알고 있던 **'아침에 밥이나 빵을 먹지 않으면 뇌가 작동하지 않는다'는 상식은 틀린 것**입니다.

일반적으로는 생화학 교과서에서 '뇌는 포도당만을 에너지로 사용한다'라고 배웁니다. 하지만 포도당이 부족하면 지방과 단백질을 분해해 혈당치를 유지하는 시스템이 있으며, 탄수화물이 체내에 들어오지 않으면 케톤체를 에너지로 쓰게 된다는 사실이 밝혀지고 있습니다. 다만 케톤체가 이용될 정도로 탄수화물을 먹지 않는 사람이 별로 많지 않았기 때문에 그 장점에 대해 관심을 갖는 사람이 없었던 것 같습니다.

그러므로 탄수화물을 제한하면 에너지가 부족해져 위험하다는 말은 사실이 아닙니다. '그렇더라도 역시 탄수화물을 먹지 않으면 집중할 수가 없고 힘이 나지 않는다'고 생각할 수도 있습니다.

만약 당신이 그렇게 생각한다면 탄수화물 중독에 걸렸을 가능성이 있습니다. **탄수화물을 제한하면 불안해지거나 강한 피로를 느끼는 것은 이미 중독 상태라는 징조입니다.**

사실 제가 의대에서 배울 때는 케톤체는 몸이 안 좋을 때 나오는 것으로 취급되었습니다. 지금도 '케톤체'로 검색하면 '당뇨병 환자에게 케톤체가 쌓이면 목숨을 잃을 수도 있다'라고 써 있는 사이트도 있습니다.

바로 케토산증(Ketoacidosis)이라는 상태입니다. 이것은 당뇨병으로 인슐린을 분비하지 못하는 사람이 고혈당이 되어 발생하는 상태이기 때문에 탄수화물 제한 탓이 아닙니다.

인간이 농경을 시작하기 전에는 밀이나 쌀을 이렇게 많이 먹지 않았습니다. **인간의 몸은 많은 양의 탄수화물을 섭취하지 않고도 살아갈 수 있습니다.** 우리 몸은 원래부터 케톤체를 에너지로 만드는 시스템을 가지고 있으므로 그 기능을 일깨우기만 하면 몸과 마음이 더 건강해질 수 있습니다.

흔한 오해 ❷

## 탄수화물을 먹지 않으면 마음이 불안해진다?

회사에서 산업의사 자격으로 '심리 셀프 케어'에 대해 이야기하다 보면 많은 분이 스트레스 해소를 위해 단것을 먹는다고 말합니다. 술이나 담배를 한다는 의견도 많습니다. 건강에 좋은 행동은 아니라고 생각하지만 스트레스가 있으니 어쩔 수 없다고들 말합니다.

하지만 그건 틀렸습니다. 단 음식, 술, 담배가 스트레스를 해소해주지 않습니다. 단 음식, 술, 담배를 몸에 계속 주입하면 오히려 스트레스가 증가합니다.

예컨대 단것을 먹으면 뇌에서 쾌락을 느끼는 호르몬이 다량 나옵니다. 그리고 몇 분 안에 사라져버리죠. 쾌락을 느끼는 그 순간에는 고양감을 느끼기 때문에 스트레스가 사라진 듯한 착각을 느끼는 것입니다.

하지만 생각해 보세요. 달콤한 초콜릿을 먹었을 때, 첫입은 달고 맛있다고 느끼지만 두 개 세 개 먹는 동안 내내 행복할까요? 처음 한 입의 쾌감이 금방 사라지기 때문에 좀 더 먹으면 쾌감을 더 얻을 수 있을 거라고 뇌가 느끼고 계속해서 입에 넣으려고 하는 겁니다.

하지만 많이 먹었다고 해서 그 후로 오랫동안 행복해지는 것은 아닙니다. 먹는 것을 중단하면 바로 원래대로 돌아갑니다. 그런 식으로 매일 여러 차례 단것을 먹어 쾌락 호르몬을 다량 분비하는 행위를 반복하면 평소의 호르몬 분비량이 줄어들고 행복 수준이 낮아집니다.

스트레스를 받기 쉬운 상태가 되는 것이죠. 짜증이나 피로가 늘면 단것으로 그것을 해소하는 '악순환'에 빠져들게 됩니다. 즉, **단것이 스트레스를 없애는 것이 아니라 단것을 많이 먹어 스트레스 레벨이 올라가는 것입니다.**

게다가 탄수화물을 과다 섭취하면 심리적 안정에 도움을 주는 비타민 B6와 나이아신 등을 소비하게 됩니다. 피로를 줄여주는 비타민 C도 탄수화물 과다로 인해 소모됩니다.

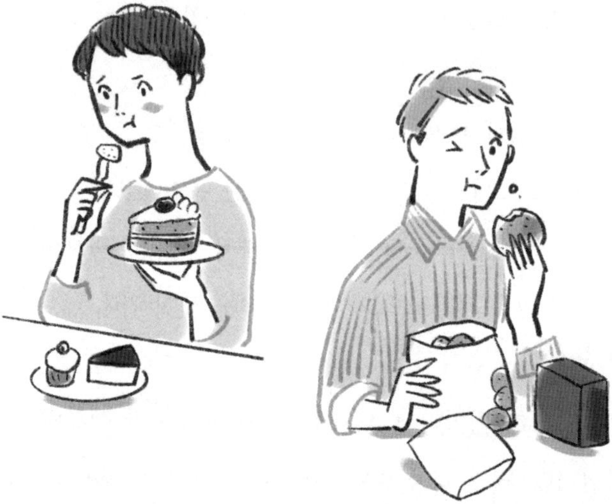

몸과 마음의 건강을 유지하는데 필요한 비타민을 탄수화물 때문에 다 써 버리므로 결국 마음이 불안정해지는 것입니다.

단것이나 탄수화물만 먹고 철분을 섭취하지 않기 때문에 쉽게 불안해지는 사람도 있습니다. 철분이 부족하면 심리적 안정에 필요한 세로토닌이 잘 만들어지지 않고, 위장 점막이 약해져 단백질 등을 잘 흡수하지 못해 에너지가 부족해지기 쉽습니다.

이처럼 **단것을 많이 먹는 생활은 여러 측면에서 마음을 불안정하게 만듭니다.**

흔한 오해 ❸

## 중성지방을 늘리는 것은 지질이다?

기름진 식사를 하면 어떤 식으로든 체내 지방이 증가할 것이라 생각하지만 실상은 그렇지 않습니다. 중성지방을 늘리는 것은 탄수화물과 알코올입니다.

고지방 식사를 하면 살이 찌는 원인이 된다든가 심근경색이나 뇌경색에 걸리기 쉽다고 오랫동안 알고 있었지만 그것은 틀린 말입니다.

원래 지질은 몸에 꼭 필요한 성분입니다. 비타민 흡수에 도움이 되고 세포막을 안정시켜 뇌출혈을 예방하는 데도 도움이 됩니다.

여성 호르몬이나 남성 호르몬을 장기에 전달하는 것도 지질의 역할입니다. 지질이 부족하면 호르몬을 운반할 수 없어 갱년기 증상 역시 악화됩니다.

원래 지질은 한 종류가 아닙니다. 지방산의 조성이 다른 여러 종류의 지질이 있으며 몸에 작용하는 방식이 각기 다르므로 줄여야 할 위험한 지방과 늘리면 좋은 지방을 구별하는 지혜가 필요합니다.

**지질을 줄여도 탄수화물을 계속 섭취하는 한 중성지방은 줄어들지 않습니다.**

몸에 들어간 탄수화물이 에너지로 사용되지 않고 남으면 지방이 되어 간에 저장됩니다. 간에 과도하게 쌓이면 지방간이 되지요.

심지어 중성지방이 되어 혈액 속을 떠다니기도 하고 체지방으로 간 바깥에 축적되기도 합니다. 알코올을 섭취하면 분해할 때 간에서 중성지방 합성이 촉진됩니다.

흔한 오해 4

## 식물성 기름이 동물성 기름보다 몸에 좋다?

식물성 유지라고 하면 동물성보다 건강에 좋을 것이라 생각하는 분들도 많은 것 같은데, 식물성이라고 다 몸에 좋은 것은 아닙니다. 버터보다 마가린을 선택하거나 유지방 생크림이 아니라 식물 유래의 휘핑크림을 선택하는 분들도 적지 않은 것 같습니다.

얼마 전 가게에 갔더니 식물성 휘핑크림밖에 없길래 가게 직원에게 "생크림은 없나요?"라고 물었더니 "이게 생크림이에요."라는 말을 들었습니다.

식물성의 좋고 나쁨을 말하기 이전에 생크림과 휘핑크림의 차이를 모르는 사람이 많을 수도 있습니다.

하지만 이것은 큰 문제입니다. 현명하게 기름을 고를 줄 아는 지혜가 있어야 합니다. 실제로 식물성 유지라고 써 있는 성분이 '트랜스지방산'이라는 인공적인 기름인 경우가 많습니다. 본래 액상인 기름에 수소를 첨가하여 고형의 동물성 유지처럼 만든 것입니다.

도넛이나 쿠키 등 구운 과자에 많이 쓰이는 쇼트닝, 커피 프림(기름과 물을 섞어 유화한 것일 뿐), 가공식품에도 많은 트랜스지방산이 식물유지라는 이름으로 들어있습니다.

트랜스지방산은 생활습관병과 암 등 다양한 건강상의 피해를 늘린다고 수많은 연구에서 증명되고 있습니다. 실험실 수준에서는 인슐린 저항성을 늘리고 세포사를 유도한다는 결과가 나왔습니다. WHO에서는 2003년부터 식품 속의 트랜스지방산을 식품 섭취 총량의 1% 이하로 사용하도록 권고했지만 일본에는 규제가 없습니다.

농림수산성 홈페이지에는 일본인이 먹고 있는 트랜스지방산이 모든 식사의 1% 미만이므로 규제할 필요가 없다고 적혀있습니다.

트랜스지방산의 건강상 피해가 분명히 밝혀지고 있는데도 '많이 먹지 않으니까 괜찮다. 그런 것보다는 오히려…'라며 전혀 다른 이야기로 말을 돌려 이 주제를 외면하고 있는 것처럼 밖에 보이지 않습니다.

일본에서 유통되는 대부분의 과자는 트랜스지방산을 사용하고 있으므로 과자를 먹을수록 체내에 위험한 기름을 주입하게 됩니다.

일상적으로 라면, 카레, 반찬, 마가린, 스낵, 아이스크림, 쿠키 등을 먹으며 생활하고 있다면 트랜스지방산의 섭취량이 1% 미만일 수 없을 것입니다.

올바른 영양 지식을 익혀 자신의 몸을 스스로 지키시기 바랍니다.

흔한 오해 5

## 피부가 끈적거리는 건 지질 과잉 섭취 때문?

역시 이미지가 가져다주는 고정관념의 문제인데, 기름진 음식을 많이 먹으면 피부 유분이 늘어날 것 같지만 그렇지 않습니다. 끈적임의 원인은 탄수화물을 너무 많이 먹었기 때문입니다.

탄수화물을 섭취하면 인슐린이 분비됩니다. 인슐린은 피지선 분비를 늘리죠. 공복 시 탄수화물을 많이 먹으면 인슐린이 과도하게 분비됩니다. 아침 식사를 걸러 혈당이 낮은 상태에서 점심 식사로 갑자기 파스타나 라면 같은 많은 양의 탄수화물을 먹으면 인슐린이 대량 분비되는 것입니다.

미국의 한 조사에서 **여드름이 잘 나는 사람의 식사를 조사한 결과 기름의 양보다는 탄수화물의 양과 상관관계가 있었습니다.** 탄수화물 과다

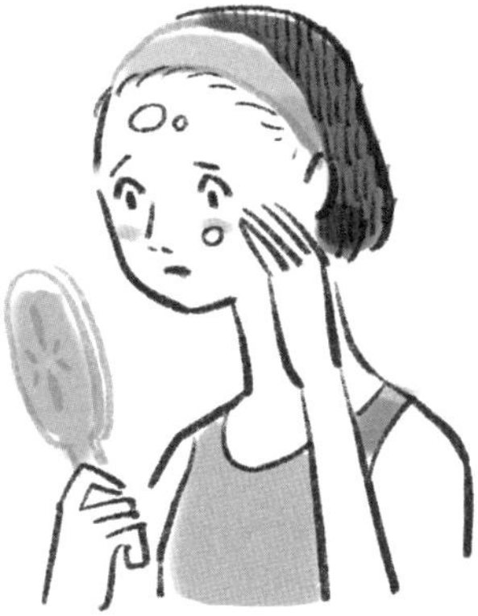

섭취는 피지만 늘리는 것이 아닙니다. 여드름의 원인이 되는 아크네 균은 중성지방이 늘어나면 증가합니다. 피부가 끈적거릴 뿐만 아니라 모공의 균이 많아지고 뾰루지도 늘어납니다.

또한, 지질이 적으면 피부 세포막이 망가지고 수분이 세포 밖으로 빠져나가 보습력이 떨어집니다. 거칠어진 피부는 장벽 기능이 저하되므로 피부 표면을 보호하기 위해 피지 분비가 늘어납니다.

만일 당신이 여드름이나 피부 끈적임으로 고민하고 있다면, 피지를 철저히 씻어내거나 약을 바르기보다는 **'단것을 자제'하는 것이 피부 문제를 근본적으로 개선하는 데 도움이 됩니다.**

흔한 오해 ⑥

# 저탄수화물·고단백이 살 빼는 데 최고다?

'탄수화물을 줄이면 체중을 쉽게 줄일 수 있다'는 것은 사실입니다. 탄수화물을 많이 섭취하면 그만큼 인슐린이 많이 나오는데 이 인슐린이 지방을 축적하기 때문이죠.

사실 단백질을 섭취했을 때도 인슐린이 분비됩니다. 그러므로 단백질을 한꺼번에 많이 섭취해도 살이 찔 수 있습니다. 그리고 단백질은 한 번에 흡수할 수 있는 양이 한정되어 있습니다. 단백질이 매우 중요한 것은 분명하니 체중 1kg당 하루 1g 정도를 기준으로 섭취하시기 바랍니다.

다만, 하루 중 저녁 식사 때만 한꺼번에 다량의 단백질을 섭취해도 인슐린이 과도하게 분비되어 살이 찝니다. **소량씩 나누어 섭**

취하는 것이 단백질을 효율적으로 섭취하는 비결입니다. 소량씩 나누어 단백질을 섭취할 때는 1끼당 0.3g을 기준으로 섭취하세요. 체중이 50kg이라면 1회 식사에 15g 정도입니다.

매 끼니 2종류의 고단백 식품을 먹으면 15g 정도는 비교적 쉽게 섭취할 수 있습니다. 예컨대 달걀과 낫토, 고기 요리와 두부, 생선과 콩을 먹는 식입니다. 요리하기 힘들 때는 참치 등 통조림을 이용하거나 삶은 달걀을 상비해 두세요. 간식 대신 섭취할 수 있습니다.

프로틴 제품을 이용하는 것도 편리합니다. 세 끼 식사를 챙겨 먹으면서 간식으로 프로틴 제품을 조금씩 섭취하는 것이지요. 습관적으로 탄수화물 간식을 먹는 대신 단백질을 챙기는 것이 현명한 방법입니다.

다만, 저탄수화물·고단백질 식단에 대해 제가 가장 큰 문제라고 생각하는 것은 3대 영양소 중 하나인 지질의 필요량을 간과하고 있다는 점입니다.

지질에 대해서는 '양질의 지질은 섭취해도 좋다'는 정도의 설명으로 끝나는 경우가 많습니다. 지질은 '섭취해도 좋다'가 아니라 '충분히 섭취하지 않으면 안 되는' 것입니다.

흔한 오해 ⑦

## 당질 제로 식품은 건강에 좋다?

당질을 제한하고 싶은데 단것이 당길 때, 당질 제로 음료나 간식이 있다면 누구나 사고 싶어집니다. 그 마음 이해합니다! 하지만 반드시 짚고 넘어갈 게 있어요.

단순히 당질만 빼서는 맛이 없어 잘 팔리지 않기 때문에 그 대신 감미료가 들어가는 게 문제입니다.

예컨대 프로틴 제품에도 여러 종류가 있지요. 맛이 없고 단순한 프로틴 제품보다는 달콤하고 풍미가 있는 프로틴 제품이 인기가 많은데, 살 때 뒷면의 식품 표시를 잘 보고 선택해야 합니다. 인공 감미료가 많은 것은 추천하지 않습니다.

**실제로 당질 제로인 감미료의 대부분이 중성 지방을 늘리는 것**으로 알려져 있습니다. 혈당이 오르지 않아도 최종적으로 체지방을 늘리는 거죠. 이것은 의외의 함정입니다.

아스파르템(Aspartem)과 아세설팜 K(Acesulfame K)는 발암성을 높인다는 데이터도 있습니다. 천연 유래라서 몸에 좋을 것 같은 스테비아는 정자의 양을 줄여 남성 불임 확률을 높입니다.

'혈당만 오르지 않으면 된다'고 간단하게 생각하지 말고, 모든 감미료에는 건강상 피해의 위험이 있다는 것을 꼭 기억하시기 바랍니다.

**애초에 쓸데없이 단맛을 찾는 뇌의 상태가 정상이 아닌 것입니다!** 단것을 요구하지 않는 뇌로 바꾸면 부자연스럽고 몸에 부담이 되는 단맛을 추구할 필요가 없습니다.

흔한 오해 8

## 요리할 때 갈색 설탕을 써야 한다?<br>뿌리채소는 먹지 말아야 한다?

탄수화물은 채소와 과일에 많이 포함되어 있습니다. 탄수화물 제한 식단을 설명할 때 '조리 시 조미료로 흰 설탕을 쓰지 말라'거나 '뿌리채소는 탄수화물이 많으니 먹지 말라'고 가르칩니다.

흰 설탕처럼 정제된 설탕은 확실히 혈당을 올리기 쉬우므로 많이 먹는 것은 좋지 않습니다. 그렇다고 갈색 설탕으로 바꾸면 해결이 될까요?

그렇지도 않습니다. 흰색 달걀보다 갈색 달걀이 건강에 좋아 보이지만 그것은 갈색 털을 가진 닭에서 태어난 달걀이 갈색인 것뿐, 영양 성분과는 아무런 관계가 없다는 사실을 아시는지요?

설탕도 색깔이 있다고 해서 건강에 좋다고 장담할 수 없습니다.

물론 사탕무, 사탕수수, 흑설탕 등 흰 설탕보다 미네랄이 풍부하고 영양면에서 뛰어난 재료가 많습니다. 이것들을 쓰지 말라는 뜻이 결코 아닙니다. 제가 보기에는 설탕을 사용하는 목적과 미네랄을 섭취하고자 하는 목적이 뒤섞여 있는 게 아닌가 싶습니다.

요리에 설탕을 쓰는 이유가 뭘까요? 맛있게 만들고 싶어서 아닐까요? 맛있는 음식을 만들기 위해 설탕을 쓴다면 필요한 만큼 흰 설탕을 쓰세요. 당질을 전혀 섭취하지 않는다고 건강해지는 게 아닙니다. 혼자 힘으로 칼을 들고 채소와 고기를 조리하는 것, 그것만으로도 여러분은 충분히 건강한 편에 속합니다.

미네랄을 확실히 챙겨 먹고 싶다면 소량의 설탕에서 그것을 찾지 말고 미네랄이 많은 식재료를 골라 요리에 쓰는 것이 훨씬 더 효율적입니다.

뿌리채소를 과도하게 제한하는 것도 마찬가지입니다. 채소의 장점은 얼마든지 많습니다. 식이섬유, 칼륨 등의 미네랄, 폴리페놀 등의 영양소를 섭취할 수 있으며, 요리하는 중에 수분과 전체 양이 늘어나 공복감을 억제할 수 있지요.

게다가 천연 토양에서 자란 채소에는 아직 알려지지 않은 성분이 다수 있을 것으로 여겨집니다. 인간은 식품의 영양에 대해 이해했다고 생각하지만 극히 일부만 연구되었을 뿐이며, 흙, 공기,

햇빛이 만들어낸 채소에는 잠재되어 있는 장점이 헤아릴 수 없이 많을 것입니다. 그렇기에 자연에 가까운 생활을 하는 사람이 더 건강하고 행복한 것이지요.

특정 비타민과 영양소를 얻으려고 채소를 먹으면 탄수화물 섭취만 많아져 채소를 먹는 의미가 크지 않다는 결론에 이르게 되지만, 인간이 지구에 탄생한 이래 채소와 고기를 섭취하며 진화해 왔다는 사실을 잊지 마시기 바랍니다.

다만, 채소에 대해 주의해야 할 사항도 있습니다. **해마다 새로운 채소가 개발되면서 점점 당도가 높아지고 부드러워지고 있다는 사실**입니다. 요즘 옥수수는 매우 달아 과일이 아닌가 싶을 정도지만, 본래의 종자는 섬유질만 있을 뿐 단맛이 없어 사람이 먹을 수 있는 게 아니었습니다.

당근도 옛날에는 더 단단하고 향이 강했지요. 입에 닿는 감촉과 맛을 좋게 만들기 위해 요즘은 본래의 자연적인 채소와 거리가 먼 것을 팔고 있다는 사실도 기억해두세요. 가능하면 신뢰할 수 있는 생산자를 통해 최대한 안전하고 안심할 수 있는 채소를 구매하시기 바랍니다.

## 당 중독과 심신의 변화

### ● 비만

당 중독과 비만의 관계는 더 말할 것도 없습니다. 활동량에 비해 탄수화물이 과하면 살이 찝니다. 옛날에는 살찐 사람을 보면 충분한 영양을 섭취하는 사람이라고 여겼습니다. 하지만 사실은 그렇지 않습니다. 지방이 많아도 영양실조 상태인 사람이 많습니다.

저에게는 잊지 못할 사건이 하나 있습니다. 9월 중순이 되면 항상 생각나는 그분은 비만 환자였는데 영양실조로 돌아가셨습니다. 심리적인 문제로 직장에 다닐 수 없다 보니 돈이 늘 부족했고, 살 수 있는 식재료는 흰 쌀밖에 없다고 했습니다.

우울증 때문에 요리할 기력도 없어서 몇 년째 밥만 지어 먹고 살았습니다. 매달 외래진료를 할 때마다 '달걀로 단백질 섭취하기'처럼 돈을 많이 들이지 않고도 영양을 섭취할 수 있는 법을 함께 고민하곤 했지만 별 성과가 없었습니다.

집에만 있으면 점점 더 마음을 닫게 되기에 제가 운영하는 마음챙김 교실에 초대했더니 매달 꼬박꼬박 참석했습니다. 세미나에서는 평소 진찰실에서는 보이지 않던 밝은 미소를 지어 보이기도 했습니다.

우울한 생각이 멈추지 않는다고 하길래 종이에 적어보라고 권했더니 '어차피 쓰는 거 선생님께 보내겠다'며 병원으로 가끔 편지를 보내 주었습니다. 조금씩 심리적 상태가 나아지고 있는 것 같았습니다.

그분은 외관상으로는 뚱뚱해 보였습니다. 그러나 외형과는 달리 혈액 검사상으로는 심한 영양실조였습니다. 단백질, 비타민, 미네랄 부족이 심각했습니다. 이대로 두면 큰 병에 걸릴지도 모른다고 생각하던 찰나에 감기에 걸리고 말았습니다.

감기는 폐렴이 되고 급기야 패혈증을 일으켜 몇 주 만에 사망했습니다. 세미나에서 보여준 그의 웃는 얼굴을 저는 잊을 수가 없습니다.

이처럼 거의 탄수화물만으로 연명하고 있는 사람들이 여전히 많습니다. 마음의 여유가 없고 몸이 위험한 상태에 있는 사람일수록 탄수화물만 가까이하게 됩니다.

그의 안타까운 죽음을 교훈 삼아 탄수화물 중독에서 벗어난 사회를 만드는 데 일조하고 싶습니다.

## ● 고중성지방혈증, 지방간

건강검진 결과를 보면 지질이라는 항목이 있는데 총콜레스테롤, HDL 콜레스테롤, LDL 콜레스테롤, 중성지방 등의 수치가 적혀 있습니다.

이 부류가 지질 항목이다 보니 수치가 높으면 지질을 과다 섭취한 것이라 착각하기 쉽지만 대부분은 '탄수화물 과다 섭취'가 원인입니다. 또는 알코올 섭취량이 많은 까닭이지요.

알코올 과음에 대해 이야기할 때, 맥주처럼 탄수화물이 많은 술이 나쁘다고 생각하는데 그렇지 않습니다. 순수한 알코올 성분이 혈액 속 중성지방을 증가시키는 작용을 하므로 당질 제로인 높은 도수의 술을 마시든 위스키를 마시든 중성지방은 내려가지 않고 계속 올라갑니다.

중성지방이 높은 사람 중에는 “저는 단것도 술도 좋아하지 않으니 체질 탓인 것 같아요.”라고 말하는 경우가 있습니다. 그런 분들도 일단 하루치 식사를 꼼꼼하게 점검하여 탄수화물의 양이 어느 정도인지 현황을 파악해보시기 바랍니다.

자세히 살펴보면 야식으로 라면이나 스낵을 자주 먹는다거나, 밥을 한 공기 더 추가한다거나, 직장 휴게실에 놓여있는 과자나 당이 든 캔커피를 여러 개 마시는 등 자신도 깨닫지 못하는 사이에 상당한 양의 탄수화물을 섭취하고 있는 경우가 있습니다.

## ● 당뇨병

탄수화물 과다 섭취가 당뇨병을 만드는 구조에 대해 간단히 말씀드리겠습니다. 탄수화물을 매일 많이 먹다 보면 혈당치가 올라가기 때문에 그것을 낮추기 위해 인슐린이 분비됩니다. 사실 이 인슐린은 혈당치를 낮추는 좋은 일만 하는 게 아닙니다.

인슐린은 지방의 연소를 방해하여 지방 세포의 대사를 나쁘게 합니다. 지방 세포에서 나오는 호르몬 중에는 공복감을 초래하는 그렐린과 포만감을 느끼게 하는 렙틴이 있습니다. 인슐린이 과잉 분비되면 공복 호르몬인 그렐린의 분비가 늘어나 식욕을 조절하지 못하고 탄수화물을 점점 더 섭취하게 됩니다.

오랫동안 인슐린의 과잉 분비 상태가 지속되면 인슐린의 작용에 문제가 생겨 혈당치가 떨어지지 않게 됩니다. 이것을 '인슐린 저항성'이라고 부릅니다. 인슐린이 제 기능을 하지 못하므로 췌장이 과도하게 인슐린을 늘리려고 애쓰게 됩니다. 결과적으로 췌장도 지쳐서 인슐린을 잘 분비하지 못하게 되고 혈당을 낮출 수 없게 되는 것입니다.

원래 가지고 있는 유전자 문제 등을 포함한 여러 가지가 당뇨병 발병과 밀접한 관련이 있으므로 이렇게 간단한 문제만은 아니지만, **탄수화물의 과다 섭취가 당뇨병 발병과 악화를 야기하는 것은 사실**입니다.

## ● 두통

만성 두통, 특히 편두통이 있는 사람 중에 단것을 자주 먹는 사람이 많습니다. 이것은 언뜻 보기에 관계가 없어 보이지만 상당한 관련이 있습니다. **두통으로 괴로워하고 있다면 '탄수화물 중독'이 그 원인일 수도** 있습니다.

탄수화물 중독으로 두통을 앓는 사람은 원래 기본적으로 철분이 부족합니다. 일본 여성은 다른 나라 여성에 비해 철분 섭취량이 적은 것으로 알려져 있습니다. 월경이 있는 나이대의 모든 여성이 출혈로 인한 철분 부족이 되기 쉽지만 일본 여성은 특히 더 부족합니다.

이유는 여러 가지입니다. 농약 등으로 인해 흙에 포함된 미네랄이 감소하면서 채소를 통해 섭취할 수 있는 철분이 줄어들었고, 미네랄이 포함된 잡곡 섭취도 줄었습니다.

고기나 생선 섭취량이 원래도 적었는데 요즘은 점점 더 줄고 있지요. 하물며 간을 사 먹는 사람은 더 적습니다. 철제 프라이팬과 주전자도 보기 어려워졌습니다.

유럽이나 아시아의 많은 나라에서는 여성의 철분 부족에 대해 식품에 철분을 첨가하는 등 대책을 마련하고 있지만 일본에서는 그런 대책이 별로 없습니다. 그리고 철분 대신 섭취량이 늘고 있는 것이 탄수화물입니다.

여기에는 이유가 있습니다. 철분이 부족하면 단것이 먹고 싶어집니다. 우리 몸은 철분을 이용해 '구연산 회로'라는 대사과정을 거쳐 에너지를 만드는데, 재료가 되는 철분이 없으니 탄수화물을 이용하는 다른 회로로 에너지를 만들려고 하는 것입니다. 하지만 이 다른 회로(혐기성해당, 무산소 상태에서의 당분해작용)는 다량의 탄수화물을 사용해도 적은 에너지밖에 만들지 못합니다.

그러므로 계속해서 재료가 필요하게 되고 항상 탄수화물이 먹고 싶어지는 것이죠. 탄수화물을 섭취하면 혈당치가 올라갔다가 떨어집니다. 정제된 설탕은 특히 혈당치를 급속도로 올리는데, 갑자기 오른 만큼 갑자기 떨어집니다.

이렇게 갑자기 혈당이 떨어질 때 생기는 증상이 두통입니다. 두통 이외에도 현기증이나 기립성 어지럼증, 식은땀, 저림 등의 증상이 나타날 수 있습니다. **탄수화물 과다섭취로 지방간이 되면 몸 곳곳의 장기에 염증이 생기기 때문에 그 염증이 두통을 유발**하는 경우도 있습니다.

## ● 피로

피로도 탄수화물 중독과 철분 부족이 동반될 때 생기기 쉬운 증상입니다. 철분이 부족해 빈혈이 생기면 철을 이용해 산소를 운반하는 적혈구가 부족해지므로 몸에 충분한 에너지가 전달되지 못합니다.

그리고 탄수화물 과다 섭취로 인슐린이 과잉 분비되면 이번에는 혈당치가 너무 떨어지지 않도록 혈당치를 올리는 호르몬이 작동하기 시작합니다.

혈당을 낮추는 호르몬은 인슐린밖에 없지만 혈당을 올리는 호르몬은 많습니다. 그중 하나인 코르티솔은 화나거나 긴장할 때 분비되는 호르몬입니다. 코르티솔은 통증이나 피로를 더 강하게 느끼도록 작용합니다.

요컨대 몸에 스트레스가 있다는 것을 빨리 알려주는 역할을 하는 것이죠. 코르티솔이 필요 이상으로 분비되지 않으면 피로를 느끼지 않고 건강하게 지낼 수 있습니다.

즉 단것을 많이 먹어 인슐린이 과잉 분비되지 않으면 혈당이 급격히 떨어질 일이 없으므로 코르티솔이 나설 차례도 없게 됩니다.

### ● 우울 상태

인공적으로 합성된 탄수화물이나 정제된 탄수화물을 과잉 섭취하면 호르몬 분비에 필요한 아미노산과 비타민 B군, 비타민 C, 아연, 마그네슘 등의 미네랄을 점점 더 많이 사용하게 됩니다.

탄수화물 과잉 섭취로 이것들을 다 써버리면 마음을 안정시키는데 중요한 세로토닌 등의 호르몬을 합성하지 못하게 됩니다.

세로토닌 호르몬이 부족하면 우울증 증상이 악화됩니다. 우울증에 가장 많이 사용하는 치료제에 세로토닌을 늘리는 작용이 있는 것도 그 때문입니다.

하지만 원재료가 부족하면 아무리 약을 먹어도 세로토닌이 늘지 않습니다. 탄수화물을 과다 섭취하면 마음의 안정에 필요한 성분을 빼앗겨 버리는 것입니다.

우울증 환자는 같은 것을 여러 번 반복해서 생각하다가 우울해지거나 무기력해지기 쉽습니다. 이렇게 생각을 많이 하면 뇌가 피로해집니다.

우울증이 아니더라도 신경 쓰이는 일이 있으면 누구나 생각에 잠기게 되는데, 한 가지를 반복해서 생각하거나 한 가지 생각에서 파생적으로 여러 가지 생각을 떠올리는 잡념 가득한 상태는 뇌 전체 에너지의 70~80%를 소비합니다.

당을 많이 섭취하는 사람에게 뇌의 에너지원은 당이기 때문에 뇌가 피로해지면 단것이 먹고 싶어집니다.

결과적으로 **탄수화물 과다 섭취가 세로토닌 부족을 초래해 우울증을 일으키고 우울증 상태가 탄수화물을 탐하게 되는 '악순환'이 이루어집니다.** 과식이나 우울증으로 인한 비만은 이런 흐름 속에서 발생합니다.

## ● 공황 장애

마이 씨(32세·가명)는 공황 장애로 지하철을 타지 못하게 되어 휴직한 상태에서 저와 면담을 했습니다. 우울증 진단을 받아 약을 먹고 있지만 별로 나아지지 않아 휴직한 지 3개월이 넘었습니다.

공황 장애란 갑자기 가슴 두근거림이나 어지러움, 떨림 등이 나타나고 숨쉬기 힘들어져 이대로 죽을지도 모른다는 공포감에 사로잡히는 병입니다. 몇 번 발작을 일으키면, 예컨대 역 안이나 회사 등 발작을 일으켰던 장소에 가려고만 해도 불안해져서 외출이나 출근을 할 수 없게 되기도 합니다.

마이 씨는 독신에다 일이 바빠서 항상 면류로 외식을 하거나 편의점 빵과 도시락을 먹었습니다. 월경량이 많아 빈혈도 있었습니다. 그동안 업무 중에 열사병으로 쓰러진 적도 몇 번 있습니다.

혈액 검사를 해보니 혈당은 정상이었지만 빈혈이 있고 단백질이 부족했습니다. 게다가 탈수 증상 소견도 있었습니다.

철분과 단백질 부족은 공황 발작의 원인이 됩니다. 그리고 혈당 조절 장애도 생각해 볼 수 있습니다. 섭취하는 영양소의 대부분이 탄수화물이니 하루 종일 혈당이 요동쳤을 것입니다. 그러면 장내 환경이 나빠져 철분 흡수가 잘 되지 않습니다. 혈당치에는 문제가 없더라도, 높은 혈당치와 낮은 혈당치를 왔다 갔다 하는 사이에 영양 흡수 장애가 생깁니다.

단백질 섭취량이 부족한 데다 탄수화물까지 과다 섭취하면 심리적 안정에 도움을 주는 비타민 B군과 미네랄이 부족해지기 때문에 마음이 더욱 불안정해집니다.

지질이 부족하면 여성 호르몬의 균형이 깨져 월경 전후 정신적 트러블도 나타나기 쉽습니다. 탄수화물 과다 섭취, 단백질과 지질 부족은 탈수를 일으키기도 합니다.

이렇게 **매일 탄수화물 투성이 식사를 하면 여러 가지 나쁜 연쇄작용이 일어나 빈혈, 탈수, 공황 발작으로 이어집니다.** 아무리 약을 먹고 직장을 바꿔도 식생활을 바꾸지 않으면 같은 발작이 반복될 수 있습니다.

## ● 수면 장애

탄수화물 과다 섭취로 수면 장애가 생기고, 수면 장애 때문에 탄수화물이 먹고 싶어지는 악순환이 여기서도 발생합니다.

배가 너무 고파서 잠이 오지 않는다고 야식을 먹거나, 밤늦게 귀가해 자기 직전에 저녁을 먹는 일도 있을 것입니다. 그럴 때 혈당치는 잠들고 난 후 정점을 찍게 됩니다. 배가 고프면 교감 신경이 활발해지고 전투 모드가 되므로 뭔가를 먹어 릴랙스하고 싶을 수 있습니다.

하지만 혈당치가 어느 포인트에서 어느 정도의 수치냐 하는 것보다 올라가는 추세인지 내려가는 추세인지에 따라 몸의 컨디션이 달라집니다. 밤 10시 30분에 라면을 먹고 맥주를 마신 후 11시경에 잔다면 잠든 후 혈당치가 정점을 찍고 나서 급속히 떨어지기 시작합니다. 새벽 2시쯤 혈당치가 뚝 떨어지면 다시 뇌는 배고픔을 느껴 잠에서 깨는 모드가 되지요.

저녁 7시쯤 저녁을 먹었더라도 그 후 술이나 간식을 끊임없이 먹는다면 마찬가지입니다. 한 번에 많이 먹는 것도 문제지만 저녁 식사부터 오랜 시간 계속 먹는 것도 탄수화물 과다의 큰 원인이 됩니다.

보통 아침이나 점심은 제한된 시간에 해결하기 때문에 얼마나 먹었는지 쉽게 인식할 수 있지만 저녁을 오랜 시간에 걸쳐 먹다 보면 자신이 얼마나 먹었는지 파악하기 어렵고 나중에서야 탄수화물을 과다 섭취했다고 깨닫게 됩니다.

저녁 식사 후 어떨 때 간식이 먹고 싶어질까요? 저는 밤샘을 할 때입니다. 늦은 시간에 먹으면 안 좋다는 걸 알지만 밤이 깊어지면 먹고 싶은 마음을 통제하기 어려워집니다. 졸리면 판단력이 흐려집니다. 자기 통제를 담당하는 전두엽은 오랜 시간 깨어 있으면 에너지가 필요하므로 탄수화물을 요구하게 됩니다.

수면 부족 상태에서 야식을 많이 먹는다는 연구 결과가 있습니다. 전날 잠을 못 자면 다음날 밤 뇌의 피로가 심해집니다. **수면 부족은 스트레스를 강하게 느끼게 하는 코르티솔을 증가시키고 그 스트레스로 인해 단것이 먹고 싶어집니다.**

공복 호르몬인 그렐린도 수면이 부족하면 증가합니다. 일찍 자고 일찍 일어나며, 저녁 식사를 일찍 하면 탄수화물 중독에서 쉽게 벗어날 수 있습니다.

# 주의해야 할 과자의 성분

## ● 과당

과일의 '과'자와 같으니 천연 성분의 좋은 이미지를 떠올리는 분도 있겠지만 그것은 착각입니다. '과당포도당액당'이라는 이름을 가공식품의 원재료명에서 본 적이 있으실 겁니다.

이는 당 시럽 중 50% 이상 90% 미만이 과당임을 의미합니다. 과당은 소량으로 강한 단맛을 낼 수 있고 뒷맛이 깔끔하기 때문에 가성비가 좋아 식품 가공에 안성맞춤입니다.

그런데 왜 과당이 몸에 나쁠까요? 섭취한 과당이 지방으로 변하기 때문입니다. 지금껏 아주 오랫동안 사람들은 살찌는 이유가 지방을 너무 많이 섭취했거나 섭취 칼로리가 늘었기 때문이라 알고 있지만, 비만의 증가와 지질의 증가는 상호 관련이 없으며 섭취한 지질이 그대로 체지방이 되는 대사 경로도 없습니다.

반면에 과당 섭취량은 100년 사이에 6배로 증가했다고 합니다. 과당은 몸에 들어가면 간에서 모두 대사됩니다. 간세포에서 에너지로 사용되지만 동시에 요산을 만들어 통풍의 위험을 높입니다. 처리되지 않은 과당은 지방이 되고, 지방 세포로 보내져 내장지방으로 몸에 저장됩니다.

**과당은 간에 염증을 일으켜 인슐린의 기능을 약화시키고 혈당치를 지속적으로 올려 당뇨병의 위험을 높입니다.** 장에도 염증을 일으켜 장누수증후군(리키거트 증후군)의 원인이 되기도 합니다. **암 발병 위험이 높아질 가능성도 지적되고 있습니다.**

## ● 인공 감미료

탄수화물이 좋지 않다는 말을 듣고 '당질 제로' 제품을 사려고 한 적이 있으실 겁니다. 설령 당질 제로를 의도하지 않았더라도 우리 손에 잡히는 많은 상품은 인공 감미료를 쓰고 있습니다.

설탕을 많이 섭취하면 좋지 않다는 것은 알겠는데, 인공 감미

| 단맛에는 설탕만 있는 게 아닙니다 |

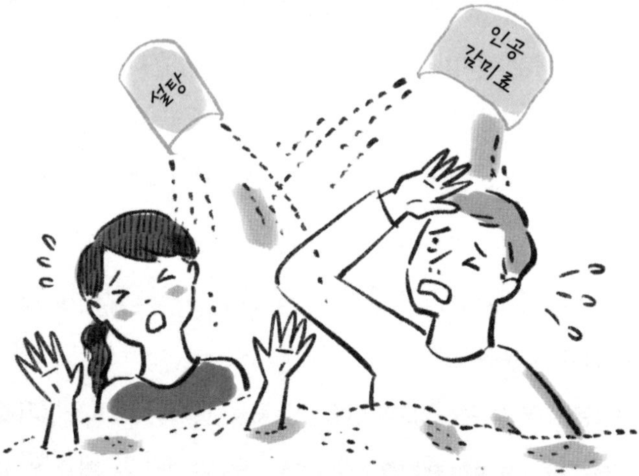


료가 좋은지 나쁜지 잘 모르겠다는 분도 있을 수 있습니다.

결론부터 말하자면 인공 감미료는 대부분 인체에 위험합니다. 과민하게 반응한다는 의견도 있을 수 있으나, 일본인이 1년간 섭취하는 식품 첨가물이 1인당 7kg을 넘는다는 사실과 대부분 인공 감미료라는 것을 생각하면 대수롭지 않게 여길 수가 없습니다.

특히 많이 사용되는 것이 아스파르템입니다. 이 재료를 구성하는 것은 천연 화합물인 L-페닐알라닌인데 이것은 체내에서 도파민의 재료가 됩니다.

도파민은 쾌락 호르몬입니다. 더 갖고 싶은 마음을 불러일으키는 작용을 하지요. 아드레날린의 재료이기도 합니다. 아드레날린에는 흥분 작용이 있습니다. 흥분 작용과 욕구를 높이는 작용을 결합하면 어떻게 될까요? 그것이 바로 '중독'입니다. 이성을 잃게 하고 억제되지 않는 상태를 만드는 거죠.

중독의 덫에 빠지는 것으로 끝나면 다행이지만 L-페닐알라닌은 유아의 정신 발달에 장애를 줄 수도 있습니다. 장내 환경에도 나쁜 영향을 미쳐 쉽게 살이 찌는 장내 세균을 늘린다는 사실도 밝혀졌습니다.

혈당치를 높일 염려가 없더라도 장내 환경을 나쁘게 만들어 비만이나 질병을 일으킬 가능성이 있다는 것입니다. 인공 감미료에는 이런 위험성이 잠재되어 있습니다.

## ● 설탕

설탕이 대량으로 몸에 들어오면 혈당이 올라갑니다. 당은 그 자체로 세포에 손상을 줍니다. 당분이 들어간 링거를 맞으면 혈관통이라는 통증이 생기는데, 링거의 당 비율이 높을수록 이 통증은 강해집니다.

현장 간호사라면 환자의 호소를 직접 들어 알고 있을 것입니다. 마찬가지로 입으로 들어온 당도 몸의 모든 세포를 손상시킵니다. 혈당이 높은 상태에서 발에 상처가 생기면 여간해서는 낫지 않습니다.

눈의 혈관이 손상되면 실명합니다. 신장은 많은 혈액을 여과하기 때문에 혈당이 높으면 심한 손상을 입어 투석에 이를 수도 있습니다. 뇌세포도 마찬가지로 혈당이 높으면 신경이 상해를 입어 치매 등으로 이어집니다.

무심코 먹는 설탕을 넣은 과자, 빵, 케이크, 주스 하나하나가 이런 질병으로 이어지고 있는 것입니다. 담배나 술이나 약물도 무섭지만, 우리가 매일 먹고 있는 설탕도 선한 얼굴을 한 강력한 빌런입니다.

단, 설탕이 나쁜 것이 아니라 설탕을 과다섭취하는 것이 나쁘다는 사실을 잊지 마십시오. 몸에 꼭 필요한 영양도 한도를 초과하면 독이 된다는 말입니다. 설탕을 절대로 먹지 말아야 한다는 의미는 아니며 요리 등의 양념에 필요한 분량은 사용해도 괜찮다고 생각합니다.

## ● 밀

세상에는 밀을 사용한 식품이 넘쳐납니다. 부드러운 빵에 쿠키, 우동과 파스타, 라면 등 매일 빼놓지 않고 먹는 사람도 많을 것입니다. 밀 성분 중 나쁜 것으로는 우선 글루텐을 들 수 있습니다.

**글루텐에 알레르기 반응을 일으켜 여러 가지 불편함을 초래하는 질병이 있습니다.** 글루텐 불내증, 글루텐 과민증, 셀리악병 등을 일으키는데 이런 병이 없다고 생각하는 분들도 사실은 눈치채지 못할 뿐 글루텐 과민증인 경우가 굉장히 흔합니다.

과민증이나 알레르기라고 하면 먹자마자 바로 가려워지거나 상태가 나빠진다고 생각하기 쉽습니다. 하지만 그런 알레르기는 즉시형 알레르기라고 불리는 것이고, 이 경우는 지연형 알레르기라고 해서 시간이 조금 지난 후 서서히 증상이 만성적으로 나타나기 때문에 알아차리기 매우 어렵습니다.

이를테면 만성 설사나 변비, 복통, 두통, 권태감, 졸음, 짜증, 우울증, 두드러기, 현기증, 부종 등입니다. 과민성 대장증후군인 사람 중에는 글루텐 지연형 알레르기가 있는 사람이 많이 숨어 있습니다. 만약 설사, 변비, 복통이 반복돼 힘들다면 밀가루 음식을 1주일 정도 끊어보시기 바랍니다. 글루텐 과민증이었다면 분명

몸 상태가 좋아질 것입니다.

글루텐은 체내에서 미세하게 분해되어 뇌혈류를 타고 들어가 뇌신경에 작용합니다. 뇌신경 중에서도 모르핀이 작용하는 곳과 같은 부위에 연결됩니다. 엑소르핀이라는 마약처럼 쾌락을 느끼게 하는 성분도 밀로 만들어집니다.

**글루텐은 치매와도 관련이 있습니다.** 신경내과 외래에 젊은 사람들이 '건망증이 심해 실수를 자주 한다'며 검사를 받으러 옵니다. 대부분은 검사를 해도 치매에 해당되지 않지만, 병이 아니더라도 실적이 너무 떨어져 업무에 지장이 생길 정도라면 밀가루로 인한 뇌 증상일 가능성도 부정할 수 없으니 한 번 끊어보시기 바랍니다.

어떤 약물을 복용하는 것도 아니고 밀을 끊기만 하면 되니 아무런 위험이 없는 안전한 방법입니다.

## ● 정제염

소금이 나쁘다고 말하고 싶은 게 아닙니다. 좋은 소금을 선택하는 지혜를 익혀 필요에 따라 소금을 제대로 섭취하길 바랍니다.

좋은 소금은 바닷물과 같은 비율의 미네랄이 들어있는 소금입니다. 바닷물에 포함된 미네랄의 비율은 대략 염화나트륨 77.9%, 염화마그네슘 9.6%, 황산마그네슘 6.1%, 황산칼슘 4%입니다. 바닷물을 건조시켜 만든 자연스러운 소금이라면 그 성분을 섭취할 수 있습니다.

반면, 공장에서 만들어지는 정제염은 거의 100%가 염화나트륨입니다. 소금을 살 때 성분을 확인하면 표시되어 있는데, 공장에서 만든 소금에 미네랄을 첨가한 것도 있습니다. 만드는 법을 보면 구분할 수 있는데 평부법(平釜法 : 바닥이 넓은 솥에서 끓이는 방법 - 옮긴이), 천일법(天日法), 채굴법 등이 천연 해수에 가깝다고 할 수 있습니다.

소금의 주성분인 염화나트륨은 혈액과 림프액 등 세포의 중요한 성분입니다. 혈액이 부족하거나 탈수 증상을 보일 때 병원에서 맞는 링거액은 대부분 '생리 식염수'입니다. 생명을 유지하기 위해서는 소금이 필요한 것이죠.

옛날 사람들은 바닷물로 만든 천연 소금을 사용해 음식을 만들어 먹었습니다. 균형 있게 미네랄을 섭취할 수 있었으므로 별다른 지장이 없었지요. 하지만 최근에는 정제된 소금이 많아져서 그것을 사용하는 가공식품을 통해서도 정제염을 많이 섭취하게 됩니다. 그 결과 고혈압이 많아지고 뇌졸중이나 심장질환, 신장병이 늘어나고 있습니다.

탄수화물 중독인 경우 왜 정제염에 주의해야 하는 것일까요? 염분이 많은 식사에는 탄수화물이 함께 있기 때문입니다. 감자칩에는 탄수화물인 감자에 소금이 많이 첨가되어 있고 컵라면은 면류에 염분이 잔뜩 든 스프가 딸려 있습니다. 우동이나 소면은 찰기를 내어 면을 만드는데 이때 소금을 넣어 반죽합니다.

밥과 함께 먹는 반찬에도 염분이 잔뜩 들어갑니다. 모든 것이 소금과 당의 조합이지요. 거기에 기름이 더해지면 뇌는 그 맛의 포로가 되어 버립니다. 염분에 익숙해지면 간이 점점 더 강해집니다. 아마 그런 경험을 해본 분도 있으실 겁니다.

어렸을 때 집에서는 싱겁게 먹다가 짠 음식을 좋아하는 사람과 사귀게 되면서 점점 간이 강해졌다는 이야기를 자주 듣습니다. 신기하게도 그와 반대되는 유형은 적은 듯합니다.

염분을 주의해야 하는 또 다른 이유가 있습니다. 바로 부종입니다. **날씬하고 건강한 몸을 원해 탄수화물을 줄이고 있는데 체중이 줄지 않는다고 한탄하는 사람이 있다면, 염분 과다 섭취로 인한 부종 때문일 수도** 있습니다.

체내 물 성분이 증가하면 체중이 증가하는데, 체액의 염분이 많으면 몸은 일정한 염분 농도를 유지하기 위해 수분을 끌어당

깁니다. 예외도 있습니다. 열사병을 예방해야 하는 상황이거나 혈압이 낮은 분은 염분을 줄이면 오히려 위험합니다.

소금으로 열사병을 예방할 수 있는 이유는 염분이 적으면 수분이 빠져나가 탈수 상태가 되기 때문입니다. 탈수는 열사병을 일으키는 큰 이유 중 하나입니다.

혈압이 낮은 사람이 염분을 너무 적게 섭취하면 혈압이 더 떨어져서 쓰러지는 등 위험할 수 있으므로 저혈압이라면 염분 제한은 오히려 하지 않는 것이 좋습니다.

## ● 식물성 유지

기름도 염분과 마찬가지로 몸에 꼭 필요한 성분이지만 식물성 유지는 건강을 해칠 수 있으니 가능하면 줄이기 바랍니다.

식물성 유지는 대부분 가공식품에 사용됩니다. 쇼트닝과 마가린이 대표적입니다. 이것을 너무 많이 섭취하면 심혈관 질환을 일으키기 쉽습니다. 오메가6계 지방산의 과다 섭취도 동맥경화나 치주질환의 원인이 됩니다.

지질이 만들어내는 진한 감칠맛은 염분이나 탄수화물과 함께 섭취하면 한층 더 맛있게 느껴지므로 빠져들게 되는 원인이 됩니다. 일반적으로 정크푸드라 불리는 감자칩, 라면이나 카레라이스는 그야말로 염분과 기름이 잔뜩 든 음식입니다.

한 번 먹으면 또 먹고 싶어지는 것은 이 소금&기름의 마법이지요. 케이크나 초콜릿은 '탄수화물과 기름의 조합'입니다. 진한 달콤함이 느껴지니 누구나 푹 빠져들고 맙니다.

몸에 해로운 기름이라는 것을 알면서도 탄수화물 중독인 경우에는 자기도 모르게 손을 뻗어 매일 먹게 되는 것이지요. **위험한 기름을 줄이기 위해서라도 간식과 멀어지는 '용기'가 반드시 필요**합니다.

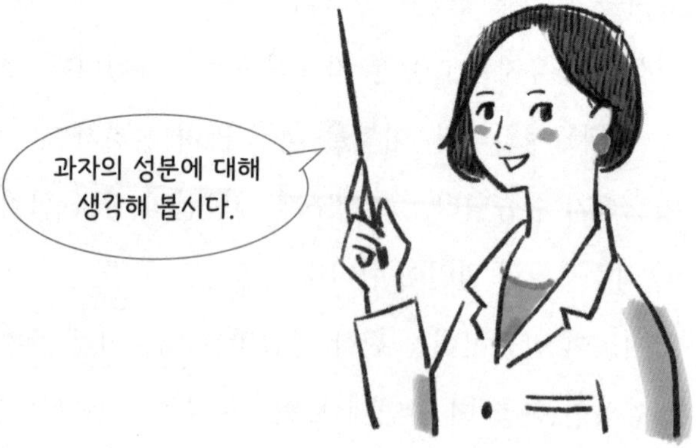

CHAPTER 2

# 누구나 쉽게 탄수화물에 중독될 수 있다

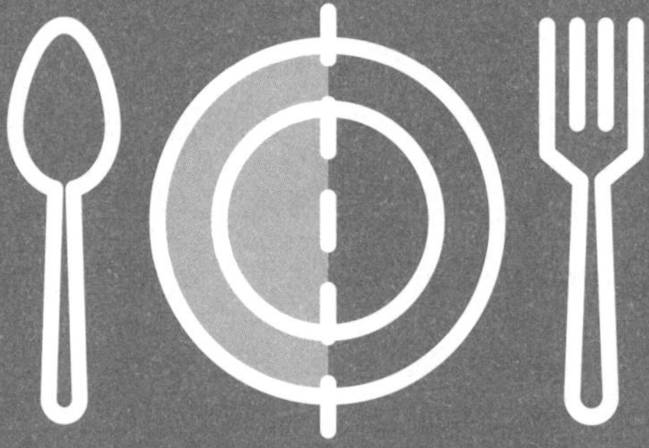

# 탄수화물은 중독성 강한 마약

간식을 매일 먹는 사람은 '단순히 좋아서 먹는 것뿐이다. 중독이라니 지나친 호들갑이다'라고 생각할 수도 있지만 자신도 모르게 간식에 중독되어 있을 가능성이 충분히 있습니다.

**탄수화물은 마약, 알코올, 담배 등과 마찬가지로 중독성 물질**이기 때문입니다. 인간은 왜 음식을 매일 먹는 것일까요? 먹으면 쾌락을 느끼는 구조로 되어 있기 때문입니다.

만일 먹어도 큰 기쁨을 느끼지 못한다면 식사하는 것에 매력을 못 느껴 생명을 유지할 수 없게 될 것입니다. 그런데 이 쾌락이 너무 강화되면 항상 먹고 싶어지고, 먹는 것을 멈출 수 없게 됩니다. 그 결과 비만이 되지요.

아시아는 물론 전 세계적으로 비만 인구가 계속 증가하고 있는데, 쾌락 중추가 과도하게 자극되고 있기 때문이라고 해도 틀림이 없을 것입니다.

우리는 공복 상태가 되면 공복 중추로부터 지령을 받습니다. 그리고 식사를 할 때면 쾌락 중추가 자극을 받게 되는데 단것을 먹을 때 느끼는 쾌락의 강도가 지나치게 강하기 때문에 '더 먹고 싶다'는 생각을 하게 되는 것입니다.

쾌락과 관련된 물질은 '도파민'입니다. 도파민은 신경에서 신경으로 지령을 전달하는 물질로, 단것을 먹고 도파민이 나오면 그것을 받아들이는 도파민 수용체가 지령을 받습니다. 이 둘이 결합하면 쾌락을 느끼게 됩니다.

그런데 단 음식을 자주 먹게 되면 도파민이 너무 많아지기 때문에 받는 쪽의 수용체 수를 줄이거나 결합하기 어렵게 만들어 과도한 자극을 너무 많이 받지 않도록 조절합니다. 목소리가 너무 큰 사람이 마이크 앞에 서면 음량을 낮추는 것과 같습니다.

수용체가 줄어들면 도파민을 자주 보충해 주어야 합니다. 그래서 항상 단것을 찾게 되는 것입니다. 단것을 계속 먹다 보면 몸이 그것을 더욱 더 필요로 하게 됩니다.

일단 탄수화물과 잠시 떨어져 있으면 그다지 먹고 싶은 마음이 안 생기기도 하지만 탄수화물 식품이 워낙 주위에 넘쳐나다 보니 헤어지는 게 그리 간단하지는 않습니다.

약물, 알코올, 담배 등에 비하면 너무 쉽게 구할 수 있지요. 정신을 차리고 보면 어느새 눈앞에 있을지도 모릅니다. 중독 상태가 되면 갖고 싶다거나 먹고 싶다고 머리로 생각하는 것보다 손이 먼저 나가 입에 넣는 일도 흔합니다. **머리보다 먼저 몸이 반응해 탄수화물을 가지러 가게 되는 것**입니다.

아이들은 단것을 매우 좋아합니다. 어른보다 과자를 좋아하는 경향이 있지요. 아이의 뇌도 어른과 똑같아서 쾌락 중추는 자극을 추구합니다.

그러나 다행히 어린아이는 배가 부르면 더 먹지 않습니다. 포만감을 느끼면 그에 맞게 반응할 수 있는 거죠. 아직 중독되지 않았다는 증거입니다. 그러나 최근 어린이 비만도 증가하고 있어 '탄수화물 중독의 저연령화'가 큰 문제입니다.

어찌 보면 어린아이도 쉽게 살 수 있는 간편한 '마약'이 탄수화물입니다. 달콤한 과자는 보기에도 귀엽고 매력적이며 친근한 존재이기 때문에 큰 죄책감 없이 무심코 많이 먹게 됩니다. 그러나 뇌, 마음, 몸에 대한 위험성을 알게 되면 절대 귀엽다고 말할 수 없을 것입니다.

# 스트레스가 중독을 만든다

사야카 씨(가명·35세)는 30세 때부터 불면증과 지질 이상으로 제 외래 진료를 받아왔습니다. 경도 비만이었으므로 식사와 운동에 대해 조언을 해 드렸습니다. 스스로 살을 빼고 싶어서 다양한 다이어트에 도전했으나 좀처럼 살이 빠지지 않았습니다.

그런 날들이 계속되던 32세 때, 소개로 만난 사람과 결혼하게 되었습니다. 그리고는 결혼식을 위해 본격적으로 다이어트를 시작했죠. 매일 조깅을 하고 좋아하던 빵과 간식을 끊어 3개월 만에 9㎏ 감량에 성공했습니다. 체중이 줄어 날씬해지고 말과 행동도 밝아진 사야카 씨는 무사히 자신이 원하는 결혼식을 올릴 수 있었습니다.

그런데 결혼을 하고 나니 마음씨 좋고 온화하다고 느꼈던 남편의 몰랐던 부분이 보이기 시작했습니다. 전업주부였으면 좋겠다는 그의 말에 직장을 그만뒀는데 남편으로부터 소액의 용돈밖에 받지 못했습니다.

남편은 일 때문에 밤늦게 귀가했고 사야카 씨는 매일 저녁 밥상을 차려놓고 혼자 남편이 돌아오기를 기다렸습니다. 가져다주는 돈으로는 식재료와 생활필수품 정도밖에 살 수 없었기 때문에 쇼핑이나 친구와 식사를 하러 외출할 수도 없습니다.

외로움, 분노, 지루함 등 다양한 스트레스가 쌓이기 시작했습니다. 값싼 스낵이나 빵을 사서 짜증이 날 때마다 계속 먹었습니다. 정신을 차리고 보니 6개월 만에 결혼 당시 체중에서 15kg이 늘어나 있었습니다.

사실 사야카 씨가 경험한 외로움, 분노, 지루함은 과식의 주요 원인입니다. **뇌는 스트레스를 받으면 그것을 해소하기 위해 쾌락 중추를 자극하려고 합니다. 그 자극이 바로 탄수화물 섭취입니다.** 탄수화물은 뇌의 에너지원이면서 즉시 섭취할 수 있으므로 쾌락을 느낌과 동시에 에너지가 넘쳐 몸과 마음이 편안해집니다.

하지만 이 강력한 쾌락은 오래가지 못합니다. 도파민과 세로토닌 같은 호르몬이 순간적으로 나와 '아, 맛있어'라고 잠시 부정적인 감정에서 벗어나게 만들지만 그 후 호르몬은 흘러가 버립니다. 그러면 다시 먹고 싶어져서 간식 등으로 단것을 끊임없이 보충하게 되지요.

처음에는 한입만 먹을 생각이었는데 정신을 차리고 보니 이미 한 봉지를 다 먹어버렸고, 빵 하나만 먹을 생각이었는데 정신을 차리고 보면 2개, 3개를 먹어 버리게 되는 식입니다.

이런 행동을 반복하다 보면 쾌락 호르몬은 강한 자극이 없으면 도파민이나 세로토닌이 나오지 않도록 조절하기 시작합니다. 대부분의 뇌 호르몬에는 피드백 시스템이 있습니다.

과잉 분비되고 있음을 알게 되면 수도꼭지를 잠그듯 분비를 줄입니다. 호르몬 과잉 분비로 몸을 망치지 않기 위한 일종의 '위기관리 시스템'인데, 쾌락을 찾는 사람들은 단것이 더 필요하다고 느껴 계속 먹게 됩니다.

만약 음식 이외의 것에서 행복을 느낄 수 있다면 음식에만 집착하지 않아도 되겠죠. 동물과 교감하거나 자연을 느끼거나 스포츠와 독서 등에서 기쁨을 느낀다면 스트레스를 완화하는 데 효과가 있을 것입니다.

하지만 많은 현대인들이 음식 이외의 스트레스 완화법으로 SNS나 동영상을 보는 데 시간을 쓰고 있습니다. 유감스럽게도 이러한 행위는 뇌를 더욱 피곤하게 만들고 스트레스를 가중시킵니다.

SNS와 동영상은 탄수화물 못지않게 중독성이 매우 강하며 화면을 보며 간식을 먹을 수도 있습니다. 뇌를 건강하게 유지하는데 도움이 되고 스스로도 즐거움을 느낄 수 있는 스트레스 완화법을 찾아 평소 생활에서 실천해보기 바랍니다.

## 쟁여두고 싶은 것은 중독의 신호

탄수화물 중독 상태가 되면 눈앞에 간식이 있을 때 자기도 모르게 덥석 먹어 버리기 쉽습니다. 만약 먹고 싶은데 가까이에 간식이 없다면 어떻게 할까요? 간식을 저장해둔 장소로 걸어가 테이블로 가져오거나 혹은 그 자리에 선 채로 먹어치우게 됩니다.

이 일련의 흐름은 머리로 생각하는 게 아니라 습관화된 것입니다. 이것을 '습관 중독'이라고 합니다. 생활 속에 간식이 있는 것은 당연한 일이며, '이럴 때 간식을 먹는다'는 스위치가 켜지면 먹기 위해 행동하는 습관이 형성되어 있는 것입니다.

**'보면 먹고 싶어진다'는 스위치는 많은 사람들이 가지고 있습니다.** 직장에서 점심식사를 배부르게 한 후에도 '같이 먹자'라며 누군가

과자를 꺼내놓을 때 고민하거나 망설이지 않고 손을 뻗는 것도 '습관 중독'입니다.

저녁 설거지가 끝난 후 녹화한 드라마를 보려는 생각과 동시에 간식을 가지러 가는 것도 습관 중독. 커피숍에 들어가자마자 진열장의 케이크를 고르기 시작하는 것도 습관 중독입니다.

'이럴 때 간식을 먹는다'는 습관이 붙게 되면 정해진 스위치가 들어오자마자 먹는 행위를 하게 됩니다. 인간이 하는 행위의 40% 이상은 즉석에서 생각하고 선택하고 결정하는 것이 아니라 습관에 의한 것입니다.

그렇게 간식에 둘러싸인 하루하루를 보내던 어느 날, 가까운 곳에 간식이 없다면 어떻게 될까요? 항상 곁에 있어야 할 것(간식)이 없으면 불안하고 초조해집니다. 항상 편안하게 몸을 누이던 애착 소파가 어느 날 갑자기 집에서 사라져 버린 것처럼. 없으면 더 먹고 싶어져서 집안을 뒤지고, 도저히 찾지 못하면 사러 나가고 싶어질 수도 있습니다.

그런 불안 상태를 가능한 한 피하고 싶은 것입니다. "먹고 싶은데 없어!" 그렇게 되지 않도록 간식 습관 중독이 있는 사람은 집에 '사재기'를 하게 되는 것입니다.

## 습관이 중독을 만들고 중독이 습관을 만든다

집에 간식이 항상 있으니까 중독되는 것인지, 중독되어 있으니 간식이 항상 집에 있는 것인지의 문제는 '닭이 먼저냐 달걀이 먼저냐' 하는 것과 같은 얘기입니다.

원래는 강한 스트레스를 느끼기 때문에 그것을 해소하기 위해 간식을 먹었을 테지만, 간식이 늘 준비되어 있으면 아주 사소한 트리거로도 쉽게 먹게 됩니다.

'간식이 보인다'는 트리거가 집에 넘치면 먹는 횟수가 많아지고 점점 더 중독됩니다. 중독 상태에 있으면 항상 준비를 하게 되므로 가게에 가면 과자 코너에서 습관적으로 간식을 사게 됩니다.

가까운 슈퍼마켓보다 좋아하는 간식이 있는 슈퍼마켓에 가게 되는 등 자신도 모르게 '간식 중심'으로 행동하게 됩니다. 이것도 행동 습관의 중독입니다. **탄수화물 중독이 있는 사람은 이처럼 자신도 모르게 행동이 간식에 의해 지배당하고 있을 수 있습니다.**

## 간식이 먹고 싶어지는 건 철분 부족 때문?

철분이 부족해지면 빈혈이 생겨 현기증이나 기립성 어지럼증 등을 일으키는데 철분 부족으로 나타나는 증상은 그뿐만이 아닙니다.

다카코 씨(가명 42세)는 음식을 삼키기 어려운 증상으로 상담을 받으러 왔습니다. 특별히 마르지도 뚱뚱하지도 않았고 외관상으로는 건강해 보였습니다.

뇌 질환이 걱정되어 근처 병원에서 두부 MRI를 찍고 검사를 받았는데 이상이 없었다고 합니다. 그 밖에 신경 쓰이는 증상으로는 미열, 찬 음식을 자주 먹는 것, 혀가 따끔거리는 것, 부딪치지도 않았는데 무릎에 파란 멍이 드는 것 등이었습니다.

과자를 좋아해서 요즘 카린토(한국의 맛동산과 비슷한 일본 전통 과자 - 옮긴이)에 푹 빠져있다고 했습니다.

과자를 자주 먹어 체중이 늘었기 때문에 몇 년째 고기나 튀김은 먹지 않고 저지방 식사를 한다고 했습니다.

최근 혈액 검사 결과를 보니 철분이 부족했습니다. 철분이 부족하면 목 안쪽에 뭔가가 걸린 것 같은 느낌이 드는 경우가 흔하게 발생합니다. 감기도 아닌데 '음식을 삼키기 힘들다'는 말을 하면 철분 부족을 의심해 볼 수 있습니다.

미열도 철분이 부족하면 잘 생깁니다. 체온을 낮추기 위해 차가운 얼음을 먹게 되고 카린토나 전병 같은 딱딱한 과자를 아삭아삭 씹어 먹는 경우도 자주 있습니다. 다카코 씨처럼 딱딱한 과자를 좋아하는 사람은 철분 부족이 원인일 수도 있습니다.

빈혈이 없어도 철분이 부족할 수 있으므로 혈액 검사가 정상이니 괜찮다고 생각하지 말고 단것, 특히 딱딱한 간식을 손에서 놓지 못할 때는 철분 부족의 가능성을 생각해 보세요.

고기나 달걀 등의 동물성 단백질을 먹지 않거나, 부족하게 섭취하면서도 그 정도면 충분하다고 생각하는 경우도 있습니다.

체중 1kg당 1g의 단백질을 섭취하는 것이 이상적입니다. 월경 출혈량이 많은 사람이나 위가 나빠 흡수가 잘 안 되는 사람은 더욱 많은 양이 필요합니다.

동물성 단백질에는 철분이 포함되어 있는 경우가 많으니 함께 섭취하면 효과적입니다. 비타민 B군이나 비타민 C도 철분을 흡수하는데 필요합니다.

**철분을 철저히 섭취하여 단것에 중독되지 않도록 영양 상태를 점검하기 바랍니다.**

## 점점 단것을 좋아하게 되는 구조

사람마다 단맛에 대한 감각이 다릅니다. 미국에서 유학할 때, 일본에서 친한 친구가 여행을 와서 함께 도넛 가게에 간 적이 있습니다. 친구는 평소 달콤한 간식을 먹지 않지만 모처럼 왔으니 유명한 도넛을 먹어보려 한 것입니다. 그런데 주문한 도넛을 한 입 먹자마자 '아우, 달아!'하고 얼굴을 일그러뜨렸습니다.

그 후 얼마 지나지 않아 같은 연구실에서 일하던 남아프리카 출신 남성 연수의가 같은 도넛을 환자에게 받아 왔습니다. 도넛이 가득 든 상자를 안고 기분 좋게 방으로 들어온 그는 책상에 앉아 먹기 시작하더니 '웩!'하고 휴지통에 뱉어 버렸습니다.

설탕을 듬뿍 뿌린 맛있어 보이는 도넛. 지금도 그 도넛 가게를 보면 두 사람의 불쾌한 표정이 저절로 떠오릅니다. 참고로 당시 저는 그 도넛을 그냥 맛있게 먹었습니다. 제 친구와 남아프리카에서 온 연수의는 단맛이 너무 강해 맛있음을 넘어 불쾌감을 느낀 것이었습니다.

단맛이라는 미각은 역치가 점점 올라갑니다. 저는 제가 얼마나 단것을 잘 먹고 있었는지, 미각이 둔해지고 있었는지 깨달았습니다.

**더 강한 단맛을 찾는 경향은 세계적으로 확산되고 있는 듯합니다.** 세계 설탕 소비량은 50년 사이에 3배가 되었습니다.

그러나 이 미각은 되돌릴 수 있습니다. 저는 간식을 끊기 시작한 지 1~2주 만에 팬케이크와 쿠키만 먹을 때는 몰랐던 단맛을 알게 되었습니다.

예를 들어 볶은 검은콩을 씹으면 천천히 단맛이 배어나 맛있습니다. 견과류도 달다고 느끼게 되었죠. 인공 감미료의 단맛에 익숙해지면 식재료의 단맛에 둔해집니다. 하지만 그것과 멀어지면 미각이 돌아와 자연스러운 맛을 알게 됩니다.

# 식품 포장에 숨어 있는 비만 물질

음식에 들어있지 않더라도 용기에서 배어나는 화학물질이 있습니다. 그중에는 비만의 원인이 될 수 있는 것이 많습니다.

먹을 생각이 없더라도 식품과 닿아 있으면 식품에 들러붙게 되고, 미세한 입자가 눈에 보이지 않는 수준으로 공기 중을 떠돌다가 음식이나 음료에 떨어져 체내로 들어오게 됩니다.

그것들이 배수구를 통해 바다로 흘러가면 미생물이나 바다 생물들이 먹게 되고 어패류와 함께 인간의 체내로 들어옵니다.

예컨대 프탈산은 비옷이나 비닐 커튼 등에 사용되는 것인데, 코로나 때문에 더욱 자주 볼 수 있게 되었죠. **소변 속 프탈산 에스테르의 농도가 진할수록 지방량이 많습니다.** 이 물질이 지방을 늘린다는 근거는 없지만 여러 연구에서 성인과 어린이 모두 프탈산 에스테르가 많을수록 비만인 경향이 있었습니다.

비스페놀 A(BPA)는 정부에서도 각 기업에 사용을 삼가도록 호소하는 독성이 강한 물질입니다. 비만이나 당뇨병, 암 등의 위험을 높입니다.

사용 빈도는 줄었지만 젖병에 사용되기도 했고 플라스틱 머들러의 성분이기도 했습니다. 종이컵 안쪽이나 통조림 안쪽에 도포되어 있는 경우도 많습니다. 그런 식으로 식품에 용출되어 우리 몸으로 들어옵니다.

프로피온산은 식품 첨가물입니다. 구운 과자, 빵, 방부제 등에 포함되어 있습니다. 이것은 인슐린의 효과를 떨어뜨리고 당뇨병과 비만의 원인이 됩니다.

불소화합물도 비만 물질입니다. 불소 가공된 프라이팬을 빈 상태에서 고온 가열하면 표면이 손상되어 유해물질이 용출됩니다. 식품 포장지로도 사용되고 있어 체내에 들어오기 쉬운 친숙한 물질입니다. 수돗물에서도 검출되었다는 보고가 있습니다.

해외에서는 충치 예방을 위해 일부러 수돗물에 섞는 지역도 있습니다. 충치는 줄일 수 있어도 생활 습관병을 늘리고 국민의 수명을 단축시킬 수도 있습니다.

이처럼 비만 물질을 완전히 피하는 것은 불가능합니다. 음료수와 공기 중, 식품 안에도 들어있기 때문입니다. 하지만 가공품이나 플라스틱, 방수 가공된 식품 용기 등의 사용을 최대한 줄이고 직접 만든 요리를 유리나 도자기 그릇에 담으면 최소한으로 줄일 수 있습니다. 포장지 등에 들어있는 비만 물질은 '안 먹어도 살이 찐다'는 슬픈 결과를 초래합니다.

참고로 비만이 된다는 것은 지방 세포가 늘어난다는 것인데, 지방 조직이 늘어나면 렙틴이라는 포만 호르몬의 기능을 떨어뜨립니다. **살이 찌면 찔수록 쉽게 배고픔을 느끼게 되어 식욕이 솟는 것**입니다. 비만이 탄수화물 중독을 가속화시키는 것입니다.

## 탄수화물 중독의 내막은 식이섬유 부족

일본인의 식이섬유 섭취량은 해마다 계속 줄어들고 있습니다. 제2차 세계대전 이전의 일본인은 평균적으로 하루에 27g의 식이섬유를 섭취했습니다.

전쟁 중에 미군이 일본군의 수를 파악하기 위해 일본군이 남긴 대변량을 조사했는데 일본군의 대변량이 너무 많아서 실제 인원의 2배로 계산했다는 에피소드도 있습니다.

또한 수세식 화장실이 보급되기 시작할 무렵, 일본에서는 변기가 자주 막혔습니다. 외국산 변기의 규격은 배수관의 직경이 가늘어 일본인의 대변량을 다 흘려보낼 수 없었던 것입니다.

대변의 양은 식이섬유가 많을수록 늘어나므로 당시 일본인이 식이섬유를 얼마나 많이 먹고 있었는지 알 수 있으시겠죠?

그런데 그 후 일본인의 식이섬유 섭취량이 점점 줄어들어 현재는 13g 정도가 되었습니다. 이러한 식이섬유의 섭취량 저하는 탄수화물 중독과 깊이 관련되어 있습니다.

식이섬유를 많이 섭취하면 같은 양의 탄수화물을 섭취하더라도 혈당치가 크게 떨어집니다. 당의 흡수 속도가 떨어지고 인슐린 분비량도 줄어듭니다.

인슐린은 많아질수록 지방을 축적하기 때문에 인슐린이 줄면 지방도 쉽게 줄어듭니다. 과당은 중독성이 높고 중성지방 수치를 올리지만 과일에 포함된 과당은 가공품의 과당에 비해 악영향이 덜합니다.

주스를 마시면 몸에 곧바로 과당이 들어오지만 과일을 씹어서 먹으면 식이섬유가 완충 역할을 하여 천천히 흡수되기 때문에 중독되거나 쉽게 비만으로 이어지지 않습니다.

식이섬유가 거의 없는 형태로 탄수화물을 섭취하면 혈당치가 급속도로 올라갑니다.

그로 인해 공복감이 심해지고 손쉬운 에너지원인 단것을 원하게 됩니다. 게다가 장내 세균 중에는 체중 증가를 막아주는 '날씬균'이라 불리는 균이 있는데, 이 **날씬균의 먹이가 되는 것이 식이섬유**

입니다. **식이섬유로 살이 잘 빠지는 체질을 만들면 식욕을 증가시키는 지방세포가 줄어들고 간식에 대한 갈망이 줄어듭니다.**

채소와 잡곡을 옛날보다 덜 먹는 식생활 때문에 탄수화물에 중독되는 사람이 점점 더 늘어나고 있습니다.

## 수면 부족이 비만을 만든다

저는 아침저녁으로 반드시 체중을 잽니다. 가끔 아침에 급하게 옷을 갈아입느라 체중 재는 걸 잊었다면 입었던 옷을 다시 벗고 체중계에 오를 정도로 이것은 제가 빠뜨리지 않는 루틴입니다.

이것을 계속하다 보면 느끼는 게 있습니다. 바로 **수면 시간과 체중이 깊은 관련이 있다**는 것입니다.

저의 경우, 아침 체중이 자기 전보다 300~700g 정도 덜 나갑니다. 아침에 일어나면 전날 밤보다 복부 주변이 날씬해지고 몸이 가벼워진 느낌이 듭니다. 그런데 반대로 늘어날 때가 있습니다. 그것은 언제나 수면이 부족할 때입니다.

7시간 이상 자려고 노력하지만 몇 달에 한 번 정도는 일 때문에 늦게 자는 경우가 있습니다. 다음 날 아침이면 머리가 맑지 않을 뿐만 아니라 몸도 무거워 기분이 좋지 않습니다. 같은 아침인데도 이렇게 컨디션이 달라지는 것인지 놀라울 따름입니다.

수면이 부족하면 왜 체중이 증가하는 것일까요? 그것은 자는 동안 분비되는 성장 호르몬과 관련이 있습니다. '아이는 자는 동안 자란다'는 말이 있듯이 성장 호르몬은 아이의 성장 발달을 촉진합니다.

그리고 어른에게는 몸을 젊고 건강하게 유지하는 역할을 합니다. 뼈와 근육을 만들고 마음을 편안하게 만드는 기능도 있습니다. 그리고 신진대사를 올려줍니다. 지방 세포에 축적된 중성지방을 분해하여 에너지로 바꾸어 주는 것입니다.

성장 호르몬은 처음 찾아오는 깊은 수면 시에 분비됩니다. 잠들기 시작해서 3시간까지 최고치에 이릅니다. 이 성장 호르몬은 멜라토닌에 의해서도 분비가 늘어나는데, 멜라토닌은 아침에 일어나서 빛을 쬔 후 14~16시간 사이에 분비가 늘어납니다.

그러므로 아침 7시에 일어나면 16시간 뒤인 밤 11시까지는 잠자리에 드는 것이 좋습니다. 그래야 깊은 수면에 들어가 성장 호르몬이 분비되고 있을 때 멜라토닌이 나와 성장 호르몬의 분비를 더욱 촉진시키게 됩니다.

수면의 골든 타임을 부정하는 기사도 있습니다. 하지만 그것은 수면 초반에 발생하는 깊은 수면의 타이밍만을 의식한 이론입니다. 새벽 2시에 잠들면 새벽 5시까지 성장 호르몬이 나오는 것은 분명하지만 그때는 이미 멜라토닌 분비가 저하되어 있으므로 성장 호르몬을 최대한으로 내지 못합니다.

지구와 태양이 움직이는 리듬이 변하지 않는 한, 아침 햇빛을 받는 시간이 그다지 크게 달라지지 않으므로 수면의 골든 타임도 바뀌지 않는다는 것입니다. 인간도 지구의 일부입니다. 본래의 생체 리듬을 지키는 것은 체내 시계를 조정하여 신체 장기 전체를 정비하는 데 필수적입니다.

아침 햇살을 받지 않으면 장내 환경이 흐트러지고 장내 환경이 흐트러지면 뇌가 혼란스러워집니다. 연동하여 간, 심장, 폐, 신장은 모두 체내 시계로 움직입니다. **체내 시계가 자연의 리듬에서 크게 벗어나면 비만이나 노화가 진행**되는 것입니다.

## 저칼로리와 저지방을 먹지 않는다

가공식품에 붙어 있는 라벨은 거짓말을 하지 않습니다. 다만 그것에 어떤 장점이 있는지를 생각해서 골라야 합니다. 오히려 해가 되는 것도 많습니다.

예컨대 '저칼로리' 표시입니다. 칼로리가 낮은 이유는 무엇일까요? 설탕 대신 아스파르템이나 아세설팜 K 등의 인공 감미료를 쓰기 때문입니다.

아스파르템은 설탕의 200배에 달하는 단맛을 냅니다. 설탕과 똑같이 1g당 4kcal지만 극소량만 사용해도 되므로 칼로리를 낮출 수 있습니다.

아스파르템은 당질 제로 주스나 맥주 등의 가공식품에 다수 사용되는데, 치명적인 단점은 단맛이 강하기 때문에 미각을 둔화시킨다는 데 있습니다. 그리고 소장에서 분해되면 페닐알라닌이라는 물질이 되어 도파민이나 노르아드레날린 같은 쾌락과 흥분을 가져오는 호르몬이 합성됩니다.

이른바 슈가하이(Sugar high)를 만들어내는 거죠. 두통, 공격성 증가, 우울감, 불면증 등의 원인이 되기도 합니다.

아스파르템이 분해되면 메탄올과 아스파라긴산도 만들어집니다. 이것들은 신경독입니다. 많이 먹으면 휘청거림이나 어지럼증 등 술에 취한 듯한 증상을 일으키거나 콧물과 눈물, 눈의 통증 등 알레르기와 같은 증상이 나타나기도 합니다.

이는 작은 일례로, 인공 감미료에 의한 독성 보고는 계속 증가하고 있습니다. 안전성을 높이고 사용을 규제하는 등 상황이 개선되는 부분도 있지만, 단맛을 강하게 느끼게 하는 물질이므로 미각이 둔해지는 것은 피할 수 없을 것입니다.

그럼 저지방은 어떨까요? 이것도 문제입니다. 탄수화물을 제한하고 지방도 줄인다면 남은 3대 영양소는 단백질밖에 없습니다. **단백질만으로는 사람이 살 수 없습니다. 지방을 줄이면 몸에 좋다는 잘못된 생각을 지금 당장 버리세요.**

“살찌기 싫은 사람은 몸의 지방을 줄이려 한다. 지방을 줄이고 싶으니 지방이라는 이름이 붙은 것은 먹지 않으려 한다.”

이렇게 단순하게 생각하기 쉽습니다. 하지만 지금까지 말씀드렸다시피 지방을 만드는 것은 당이지 지방이 아닙니다. 생화학책을 보면 이 사실은 분명합니다. 그렇다면 왜 세상은 계속해서 기름이 좋지 않다고 믿는 것일까요?

이는 미국에서 진행된 몇몇 대규모 연구에서 ‘기름을 많이 섭취하면 심장병이 늘어난다’고 밝힌 것의 영향입니다. 하지만 이것은 역학 연구이기 때문에 이런 식생활을 하는 사람들에게 이런 질병이 많다는 결과를 본 것일 뿐입니다.

식생활과 질병의 연관성을 밝히는 것은 매우 힘든 작업입니다. 연구자가 어떤 결과를 만들고 싶은지에 따라 묻는 항목이 달라지고 조사한 항목에 따라 결과가 달라집니다.

‘어떤 결과를 만들고 싶은지 생각하고 연구를 시작한다니 짜고 치는 고스톱 같다’고 생각하실 수도 있지만 연구할 때는 반드시 처음에 ‘이렇게 될 것이다’라는 가설을 세우기 때문에 ‘이런 결과가 나왔으면 좋겠다’는 생각이 존재합니다. 가설이 없는 연구는 목적지가 없는 등산 같은 것이니까요.

1980년에 발표된 앤셀 키스(Ancel Benjamin Keys)의 연구에 따르면 지방분이 많은 식사를 하는 사람은 콜레스테롤이 높고 콜레스테롤이 높은 사람은 심장병에 걸릴 위험이 높은 것으로 나타났습니다. 이 연구는 매우 유명해서 전 세계에 큰 영향을 미쳤습니다.

일본, 이탈리아, 잉글랜드, 웨일스, 호주, 캐나다 등 세계 여러 나라의 데이터가 들어있었습니다. 이때 일본은 심장병 비율이 낮았는데 지방의 섭취량과 함께 탄수화물 섭취도 적었습니다. 그러나 이 연구는 지방이 악영향을 초래한다는 가설 아래 실시되었기 때문에 탄수화물이 적다는 점에는 주목하지 않았습니다.

그리고 트랜스지방산과 동물성 지방 모두를 지질에 넣었기 때문에 지질의 종류에 따른 영향은 전혀 모릅니다. 이누이트나 하드자(Hadza) 족은 사냥으로 살아가며 동물성 지방이 주요 영양원이지만 심장병에 걸리는 사람은 거의 없습니다. 이 민족들은 염분 섭취량이 적기 때문에 그러한 영향도 있을지 모릅니다. 앤셀 키스의 연구에서는 이런 민족 데이터가 빠져 있습니다.

이처럼 우리는 세계적으로 유명한 대규모 연구를 바탕으로 만들어진 상식 속에서 살고 있습니다. 40년 전의 정보를 바탕으로 지금도 많은 사람이 저지방 라벨이 붙은 식품에 손을 뻗는 것입니다.

저지방 상품을 추천하지 않는 이유로 더 중요한 것이 있습니다. 탄수화물을 제한하는 경우에는 지질이 에너지가 됩니다. 간이나 신장의 단백질도 이용되지만 얼마 되지 않습니다.

탄수화물과 지질을 모두 제한하면 다음 에너지원은 근육의 단백질밖에 없습니다. 따라서 추가로 단백질을 공급하지 않으면 섭취량이 필요량을 못 쫓아가고 근육을 분해하여 에너지로 사용하게 됩니다.

헬스장에서 개인 트레이닝을 받으면 근육 훈련 직후나 기상 시에 프로틴을 섭취하라는 권유를 받으실 겁니다. 이때 지질을 동시에 섭취하면 근육의 단백질을 보존할 수 있으므로 더욱 효율적입니다.

그리고 40~50대 여성들이 조심해야 할 것은 갱년기에 지방을 제한하지 말라는 것입니다. **지방은 여성호르몬의 운반책입니다.** 그렇지 않아도 여성호르몬 분비가 급속히 줄어드는 이 시기에 지방이 부족해지면 귀중한 여성호르몬을 장기로 전달하지 못해 몸 상태가 나빠집니다.

쉽게 피곤하고, 우울해지고, 피부에 윤기가 없는 등 평소와 달라진 자신을 느끼고 마침 그것이 45~55세 사이에 시작되었다면 갱년기 증상일 수 있습니다. 그럴 때는 양질의 오일을 충분히 섭취하도록 신경 쓰시기 바랍니다.

| 양질의 오일은 아름다움과 건강에 필수 |

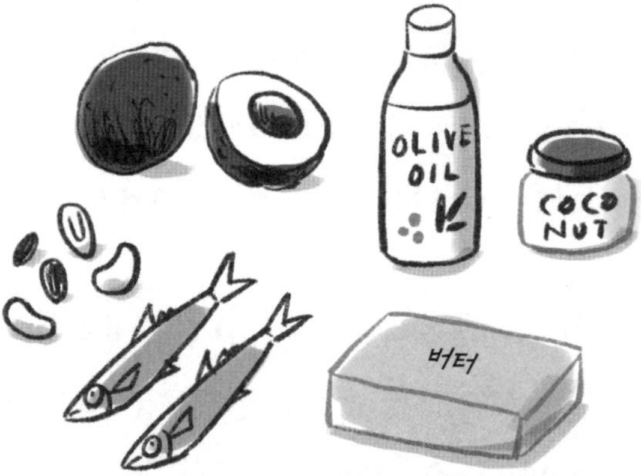


여러 번 사용한 기름이나 마가린 같은 식물성 유지는 멀리하고, **코코넛 오일, 올리브 오일, 버터, 아마씨유, 들기름, 등푸른 생선과 견과류, 아보카도 같은 양질의 오일이 많이 함유된 식품을 적극적으로 섭취하면 탄수화물에 의존하지 않아도 지치지 않고 쉽게 살이 빠지는 몸을 만들 수 있습니다.**

즉시 에너지로 이용할 수 있고 면역력 향상에도 도움이 되는 코코넛 오일을 특히 추천합니다.

CHAPTER
3

# 탄수화물 중독에서 벗어나면 새로운 삶이 펼쳐진다

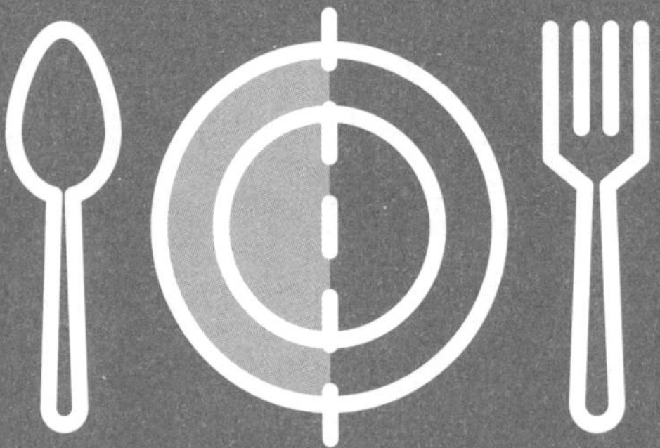

## 체중이 줄어든다

### 탄수화물 섭취량이 줄면 확실히 살이 빠집니다

탄수화물은 중성지방과 체지방의 재료입니다. 탄수화물 섭취 시 분비되는 인슐린은 지방을 축적시키도록 작용합니다. 탄수화물이라는 지방의 재료가 줄어들면 과잉 분비되던 인슐린도 줄기 때문에 체지방이 잘 붙지 않는 몸이 됩니다.

계속하다 보면 마른 체질이 될 수 있으므로 많은 사람들이 탄수화물 제한을 하는 것입니다. 예컨대 '저녁에는 밥을 먹지 않는다'는 방법은 저에게 상담하러 오는 분들도 자주 실천하고 있습니다. 그것만으로 체중은 확실히 줄어듭니다.

밥 없이 반찬만 먹는 것으로는 만족하지 못하는 분이 있다면 중독 상태일 가능성이 높으므로 탄수화물 중독에서 벗어나는 단계로 나아가시기 바랍니다. 탄수화물 중독 중에는 밥 중독, 밀가루 중독인 분이 많습니다.

'그것을 먹지 못하는 삶은 절대 견딜 수 없다'라고 느끼는 것은 중독의 징후입니다. 쇠고기덮밥, 라면, 카레라이스, 햄버거, 빵, 우동…… 모두 다량의 탄수화물이 들어있는 음식입니다.

평소 식단에 지금 거론한 메뉴가 많다면 밥 중독이나 밀가루 중독입니다. '중독 탈출 챌린지'에 성공한다면 탄수화물 이외의 메뉴를 즐길 수 있게 됩니다.

외식 메뉴 중에는 탄수화물이 많아 고르기 어려울 수도 있겠지만, 궁리하여 지질과 단백질이 많은 메뉴를 골라 먹는 것도 즐거운 일입니다. **즐기면서 하다 보면 체중이 원하는 대로 줄어듭니다.**

## 피곤하지 않다

예전에는 심한 피로감으로 힘들었던 적이 있습니다. 첫째 아이를 임신하고 출산했을 때의 일입니다. 임신 8개월 차에 출산휴가를 냈지만 그 직전까지 풀타임 근무에 당직까지 섰습니다.

첫 임신이라 식사에 나름 신경을 쓰고 있었는데 술을 끊고 엽산 보충제를 먹는 정도였고 아침에는 식빵을, 점심으로는 밥을 꾹꾹 눌러 담은 도시락을 먹었습니다. 임신 중에는 단것이 너무 먹고 싶어서 일주일에 몇 번씩 슈크림을 사러 갔던 기억이 납니다.

출산 후에는 바빠서 간식 먹을 시간이 없었고 빵이나 밥은 선채로 입안에 욱여넣었습니다. 아이가 젖을 뗀 후에는 아이스크림을 자주 먹게 되었습니다.

요컨대 산전 산후의 제 식사는 대부분 탄수화물이었던 것입니다. 철분과 단백질, 비타민 B군의 섭취량이 아주 부족한 상태였습니다. 비타민 B군과 C는 탄수화물을 처리하는 데 사용되기 때문에 부족하면 마음을 안정시키는 뇌 호르몬을 합성할 수 없습니다.

저는 원래 다리를 꼬면 바로 파란 멍이 들 정도로 철분 부족이었습니다. 그런데도 마음껏 탄수화물을 먹어댔으니 에너지가 소모되어 금방 지쳐 버렸고 언제나 탄수화물을 원했던 것 같습니다.

비타민 B군의 부족은 정신적 불안정을 야기하므로 산후 우울증 예방에 필수적입니다. 아기가 신경과민으로 밤에 잘 우는 원인 중 하나로 비타민 B 부족을 주목하고 있습니다.

**엄마가 탄수화물을 과다 섭취하지 않고 단백질, 지질, 미네랄, 비타민을 필요 충분량 섭취하면 산전 산후의 몸과 마음을 지킬 수 있습니다.**

독자 중에 임신 중이거나 수유 중인 분이 계시다면 옛날의 저와 같은 식생활을 하지 않기를 바랄 뿐입니다. 제가 단백질과 지질을 철저히 섭취하고 탄수화물을 제한하게 된 것은 아이들이 3세와 4세가 되었을 무렵부터입니다. 안아 키우는 시기가 끝날 무렵에야 제 피로의 원인을 겨우 깨달은 것입니다.

그때까지는 연년생 둘을 안아 키우고 풀타임 근무를 하면서 영양 상태까지 나빴기 때문에 저녁이 되면 피로가 극심했습니다.

업무가 끝나면 그때부터 유치원 픽업, 저녁 식사, 목욕, 재우기, 집안일 등을 했으니 체력을 가장 많이 쓰는 노동이 시작되는 저녁 시간에 엄청난 피로를 느꼈던 것이죠.

지금은 1일 3회 식사를 하며 육류와 달걀, 생선 등으로 단백질을 섭취하고 코코넛 오일이나 기(ghee: 인도산 정제 버터 - 옮긴이) 등의 지질을 50g 이상 섭취합니다.

철분이 부족해지기 쉬우므로 무쇠주전자에 물을 끓여 마시고 단백질과 오일이 부족하지 않도록 프로틴 제품을 적당히 추가합니다. 펩타이드 육수와 오일 수프(122쪽 참조)도 부지런히 챙겨 마십니다. 외출 중에도 커피나 차에 넣기 위해 작은 병에 오일을 넣어 가지고 다닙니다.

아이가 갓난아기였을 때 좀더 영양과 피로의 시스템을 이해하고 실천했다면 그 힘든 몇 년 동안 조금 더 웃으며 지낼 수 있지 않았을까 되돌아보는 요즘입니다.

## 외모가 젊어진다

탄수화물 과다는 피부를 노화시킵니다. 단백질과 탄수화물이 결합해 변화를 일으키면 최종당화산물(AGEs)이라는 물질이 생깁니다. 이것은 일단 생기면 반영구적으로 체내에 남는 노화 물질입니다.

팬케이크는 밀가루와 설탕 등의 탄수화물에 달걀과 우유 같은 단백질을 섞어 고온에서 조리한 것입니다. 구웠을 때 황금색의 맛있는 색깔을 띱니다. 그 맛있어 보이는 색을 만드는 것이 메일러드 반응(Maillard reaction)인데, 바로 최종당화산물(AGEs)그 자체입니다. 달걀을 삶으면 두 번 다시 액체로 돌아가지 않듯이 단백질은 가열 변성되면 원래대로 돌아가지 않습니다.

탄수화물을 많이 섭취하면 체내에서 이 팬케이크의 눌은 자국 같은 반응이 당신의 피부와 머리카락, 혈관 등 모든 장기에서 일어납니다. 일란성 쌍둥이 700쌍을 조사하여 무엇이 노화로 이어졌는지를 조사한 연구가 있습니다.

비교한 두 사람은 유전자가 같으니 생활의 차이를 조사해 보면 노화의 원인을 알 수 있습니다. 그 결과 탄수화물을 과다 섭취하는 쪽의 피부 유연성이 낮은 것으로 나타났습니다. 피부의 유연성이 낮다는 것은 주름이 생겼다는 뜻입니다. 이 외형의 차이는 미용상의 문제뿐만이 아니었습니다. 외형상 나이가 많아 보이는 쪽이 내장 질환도 많았습니다.

탄수화물이 많으면 주름만 늘어나는 게 아닙니다. 피지 분비가 필요 이상으로 늘어나 끈적임의 원인이 됩니다. 게다가 피지선의 아크네균은 탄수화물을 먹고 증식하기 때문에 뾰루지나 여드름도 많아집니다.

**먹는 것에 따라 피부 상태는 며칠 안에 바뀝니다.** 뒤에 소개할 '탈 간식 챌린지'를 한다면 매일 피부 상태를 체크해 보기 바랍니다. 화장을 한다면 점점 화장이 잘 되어 즐거워질 테니까요.

## 잘 잔다

탄수화물 중독이 있으면 저녁 식사 후에 특히 더 먹고 싶어집니다. 고약하게도 이 저녁 식사 후의 탄수화물은 수면의 질을 나쁘게 합니다. 혈당이 올라가면 뇌가 일시적으로 활발해져 수면 모드에서 멀어지게 되는 것입니다.

한밤중에 혈당치가 떨어지면 뇌는 에너지 부족을 느껴 얕은 잠을 자게 됩니다. 새벽 일찍 눈을 뜨거나 화장실에 가느라 자주 깬다면 혈당이 높아지거나 낮아지는 것일 수 있습니다.

**수면의 질이 나쁘면 수면 부족으로 인해 탄수화물이 더 필요해집니다. 바로 수면 부족과 탄수화물 중독의 악순환**입니다.

수면의 질이 나쁘다고 생각하는 분은 먼저 이렇게 해보세요.

아침 햇볕을 쬐며 조금 걷는 것입니다. 그러면 자연스럽게 졸리는 시간이 빨라지므로 저녁을 일찌감치 먹고 얼른 잘 수 있습니다. 그때 저녁 식사에는 탄수화물을 많이 넣지 마시고요. 고기와 기름, 채소는 충분히 먹어도 괜찮습니다.

## 집중력이 높아진다

아사코 씨(가명·50대)는 음식점을 운영하고 있습니다. 최근 몇 년 사이 체중이 늘어난 후로 좀처럼 줄지 않아서 저에게 건강 코칭을 받았습니다.

처음 1개월은 별 변화가 없었는데 2개월째부터 먹고 싶을 때의 '사고 습관'을 깨닫게 되면서 자연스럽게 탄수화물이 적은 식사를 하게 되었습니다. 간식의 양도 극소량으로 줄어 3개월째에 접어들 무렵 5㎏이 줄었습니다.

아사코 씨는 체중이 줄어든 것보다 **머리가 맑아져 집중력이 향상되고 업무 성과가 올라간 것**이 무엇보다 기쁘다고 합니다.

탄수화물이 적은 식사를 통해 뇌의 에너지가 탄수화물에서 케톤체로 바뀌면서 뇌 기능이 좋아졌을 가능성이 있습니다. 밀을 섭취하면 '브레인 포그'라고 불리는 머리가 멍해지는 증상이 나타날 수 있는데, **면류나 빵을 줄임으로써 밀 섭취량이 줄어든 것도 뇌 기능 개선에 도움**이 되었으리라 생각합니다.

아사코 씨는 음식점 메뉴 개발을 위해 시식을 하거나 각지의 요리를 먹어야 하는 경우가 많은데, 그럴 때도 전부 다 먹지 않고 맛만 본 후 나머지는 다른 분에게 주게 되었다고 합니다.

늘 먹던 간식과 탄수화물을 줄이면 먹고 싶은 마음을 참느라 짜증나고 일의 성과가 떨어질 것이라 생각할 수 있지만 일단 궤도에 오르면 오히려 마음도 머리도 맑아집니다.

## 미각이 예민해진다(단맛을 쉽게 느낀다)

과당포도당액당이나 인공 감미료에 익숙해지면 약간의 단맛으로는 만족할 수 없게 됩니다. 그러나 그것들을 계속 먹지 않으면 미각이 다시 돌아옵니다.

자연의 단맛을 알게 되면 가공품은 필요 없어집니다. 또한 향을 즐길 여유가 생기기 때문에 단맛이 없어도 각 재료의 맛을 한층 더 느낄 수 있게 됩니다.

## 간이 튼튼해진다

종합 건강검진이나 일반 건강검진에서 복부 초음파 결과를 설명할 때 많은 분에게 "지방간입니다."라는 말을 하게 됩니다. 최근에는 마른 여성 중에도 지방간이 있는 경우가 많은 것이 현실입니다.

**지방간은 알코올이나 탄수화물의 과다 섭취로 간에 지방이 쌓여 있는 상태**입니다. 지방은 간에서 얌전히 있지 않고 염증을 일으킵니다. 간은 에너지를 만드는 곳이므로 염증이 생기면 먹은 것을 에너지로 바꾸는 작용을 충분히 하지 못하고 혈당치가 오르거나 콜레스테롤 수치가 올라가면서 대사증후군을 가속화시킵니다.

지방간을 그대로 방치하면 간이 딱딱해져 간경화가 되고 암으로 발전할 수 있습니다. 지방간이라고 알리면 많은 분들이 "아, 알고 있어요. 매년 듣는 소리니까요"라고 대수롭지 않게 말씀하십니다.

별로 큰 문제가 아니라고 생각하시는 분들이 많은 것 같아요. 지방간을 방치하면 좋지 않다는 것을 모르시는지, 나는 괜찮겠지 생각하시는지, 좋지 않다는 생각은 하지만 포기하시는 건지 모르겠습니다.

하지만 포기하고 방치하는 것은 정말 안타까운 일입니다. 탄수화물을 줄이고 술을 끊으면 간은 원래대로 되돌아가니까요. 간경화가 되고 나면 돌이킬 수 없습니다. 지방간 진단을 받으면 바로 탄수화물 중독에서 벗어나기 위한 도전을 반드시 시작해야 합니다.

## 당뇨병을 예방할 수 있다

당뇨병에는 1형과 2형이 있습니다. 1형은 자가면역질환이지 생활습관에 의해 생기는 것이 아닙니다. 반면 제2형 당뇨병은 혈중 포도당 농도가 높은 상태로 오래 지속되는 병입니다.

요컨대 혈당치가 높아지는 병이지요. 탄수화물을 먹으면 혈중 포도당이 늘어나고, 탄수화물을 몸 안에서 일정한 농도로 유지하기 위해 인슐린이 분비되어 혈당치를 조절합니다. 하지만 당뇨병에 걸리면 췌장에서 인슐린이 잘 분비되지 않고 인슐린의 효과도 떨어집니다.

**당뇨병의 원인은 대부분 내장 지방 증가, 과식, 운동 부족이며 스트레스, 노화, 유전자 등도 원인** 중 하나입니다. 내장지방이 증가하면 지방조직에서 나오는 호르몬의 영향으로 인슐린의 효과가 떨어집니다. 살이 찔수록 혈당치가 올라가기 쉬운 것이죠.

게다가 탄수화물까지 과다 섭취하면 췌장은 인슐린을 많이 분비해야 합니다. 인슐린은 지방을 축적하는 기능이 있으므로 살이 더 찌게 됩니다. 이 악순환이 계속되면 인슐린을 분비하는 췌장이 지쳐 충분한 인슐린을 분비할 수 없게 됩니다. 이렇게 당뇨병이 되는 것입니다.

**살이 찌기 시작하면 당뇨병의 위험이 높아지고 있는 것**입니다. 내장지방은 복부를 뚱뚱하게 만들어 외모에 영향을 미칠 뿐만 아니라 보이지 않는 차원에서 우리에게 큰 위협이 됩니다.

내장지방을 줄이려면 어떻게 해야 할까요? 내장지방의 재료인 탄수화물을 줄이면 됩니다. 우선 탄수화물 중독에서 벗어나야 합니다.

탄수화물은 몸에 중요한 영양분이기도 합니다. 필요한 탄수화물은 섭취하면서 의존적으로 과다 섭취하는 탄수화물을 끊을 수 있다면 당뇨병에 걸릴 위험을 줄일 수 있습니다.

## 불임이 예방된다

과거에는 40대 후반에도 출산하는 여성이 많았습니다. 20대부터 40대까지 아이를 계속 낳아 10남매도 드물지 않았던 시절이 있었지요. 현재 불임 커플이 증가하는 다양한 이유 중 하나가 영양 문제입니다.

덴마크에서 2020년에 진행된 연구에서는 탄수화물 섭취가 많은 여성이 그렇지 않은 여성에 비해 임신율이 낮다는 결과가 나왔습니다. 탄수화물 과다 섭취는 최종당화산물(AGEs)을 늘려 난자와 정자의 세포를 노화시킵니다. 그리고 혈당치의 심한 변동은 호르몬 균형을 무너뜨리기 때문에 불임이 생기기 쉽습니다.

다낭성 난소 증후군이라는 불임의 원인 질환이 있는데, 이 질환의 환자는 인슐린 저항성이 높은 경향이 있습니다. 이러한 배경 때문에 불임 예방과 개선을 위해 탄수화물 제한을 포함한 영양요법을 실시하는 산부인과 의사가 많아지고 있습니다.

## 암이 예방되고 진행도 느려진다

암세포는 탄수화물을 매우 좋아합니다. 암세포는 상당히 비효율적인 대사로 정상 세포의 몇 배에 달하는 당을 사용하며 증식합니다. 그러므로 **탄수화물과 단것을 과잉 섭취하는 사람의 몸에는 암이 생기기 쉽고 커지기도 쉽습니다.** 암세포를 발견하는데 효과적인

PET라는 검사가 있습니다. 이 검사를 받을 때 주사하는 물질이 '당'입니다.

당을 흡수하는 암의 성질을 이용해 당에 방사선 물질을 부착하여 혈액 속에 넣습니다. 암세포에 방사성 물질이 흡수되는 모습을 영상으로 찍어 암을 찾아내는 것이죠. 암 영양요법을 실시하는 클리닉에서는 먼저 탄수화물을 줄이라고 지도합니다.

이미 탄수화물 중독 상태인 사람에게 갑자기 탄수화물의 양을 줄이라고 하면 힘들어 할 수 있으니 '탄수화물 중독일지도 모른다'고 생각된다면 하루 빨리 개선해야 합니다. 그러면 암 예방과 암 발병 시 진행 억제에 도움이 될 것입니다.

## 칸디다증이 개선된다

진균, 즉 곰팡이의 일종인 칸디다는 사람의 점막에서 쉽게 증식하는 성질을 가지고 있으며 구강 안, 식도, 질 등에 잘 생깁니다. 혀나 식도에 칸디다가 감염되면 점막에 하얀 이끼 같은 것이 끼면서 통증과 염증을 일으킵니다. 질 점막에 칸디다가 감염되면 무취의 분비물이 늘어나고 가려움증과 배뇨 시 통증을 일으킵니다.

이 칸디다균도 암세포와 마찬가지로 당을 매우 좋아합니다. 특히 질 칸디다증은 탄수화물 과다 섭취로 소변에 당이 섞이면 소변이 질에 부착되어 감염이 악화됩니다. 탄수화물 중독에서 벗어나면 이러한 음부의 트러블도 잘 일어나지 않습니다.

## 돈이 모인다, 쇼핑 시간이 짧아진다

간식 먹는 습관이 있는 사람은 외출했다가 맛있는 디저트를 발견하면 자기도 모르게 사 버립니다. 이 약간의 지출이 쌓이면 상당한 금액이 되지요. 담배 가격이 올라 가계를 압박해도 흡연자가 담배를 계속 피우는 것은 이미 중독되어 있기 때문입니다.

간식을 먹는 습관이 있는 사람도 마찬가지입니다. 장 보러 갔다가 디저트 매장을 찾는다거나, 맛있어 보이는 디저트를 우연히 발견하면 그 앞에서 걸음을 멈추고 살까 말까 고민한다거나, 구매 계획에 없던 디저트를 사 가지고 집으로 돌아온 적 없으신가요?

그렇게 간식과 관련해 쓴 시간과 돈이 얼마나 되는지 생각해 보세요. 그 시간과 돈이 있으면 무엇을 할 수 있을까요?

쇼핑 시간을 10분 단축한다면, 10번이면 100분의 시간을 절약할 수 있습니다. 100분이면 읽고 싶었던 책을 읽거나 천천히 영화를 볼 수 있는 시간입니다.

슈크림이나 롤케이크 등 무심코 사게 되는 디저트의 가격은 얼마일까요? 전혀 사지 않으면 한 달에 얼마를 더 저축할 수 있을까요?

식비는 증감이 별로 없는 비용이라고들 하지만, 탄수화물 중독인 경우는 식비가 확실히 늘어납니다. 탄수화물 중독에서 벗어나면 식비도 눈에 띄게 절약됩니다.

## 자신감이 생긴다

항상 먹던 간식이 더이상 필요 없어진 자신의 모습을 상상해 보세요. 사람들이 길게 줄지어 서 있는 가게 앞을 지나갈 때도 별 관심 없이 지나칩니다.

큰 프로젝트를 끝내고 한숨 돌린다며 뭔가를 먹고 싶어 하지도 않습니다. 집에는 벌써 몇 달째 간식이 없지만 그 사실조차 알아채지 못합니다.

그렇게 가볍고 건강한 몸을 갖고 싶지 않나요? 간식 없이도 충족된 생활을 할 수 있다면 어떤 기분일까요? 분명 지금보다 더 자신을 좋아하고 자신 있게 하루하루를 보낼 수 있을 거라 생각합니다. 자신감 있는 당신은 지금보다 훨씬 빛날 것입니다.

## 마음이 평온해진다

사둔 간식이 없어서 찾아헤맬 때 마음이 불안정해집니다. 혈당치가 갑자기 떨어지면 사소한 일에도 쉽게 짜증이 나고 주위 사람들에게 상냥하게 대할 수 없습니다. 심리적 안정에 필요한 호르몬 분비가 줄어들어 쉽게 우울해지기도 합니다.

탄수화물 중독에서 벗어나면 그런 일도 사라집니다. 탈 간식으로 평온하고 안정적인 마음 상태를 만드세요.

## 먹고 싶은 갈등이 사라진다

'그만 먹어야 한다는 걸 알지만 너무 먹고 싶어. 가끔은 괜찮지 않아? 하지만…'이라고 마음속으로 천사와 악마가 싸우고 있을 때면 마음이 답답합니다.

먹지 않았다면 '먹고 싶었는데'라는 생각이 들 수 있고, 먹었다면 '먹지 말았어야 했는데'라는 생각이 들 수 있습니다. 그런 사고는 뇌를 피곤하게 만듭니다. 뇌가 피로해지면 스트레스가 생기고 또 먹고 싶어집니다.

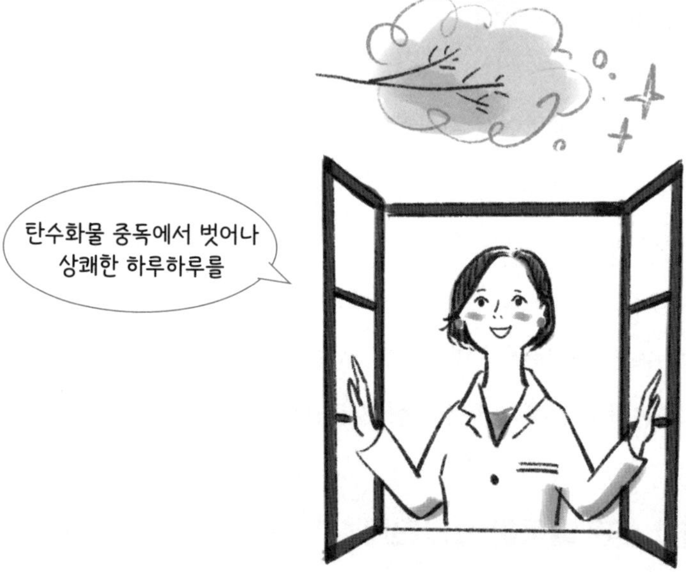


탄수화물 중독에서 완전히 벗어나면 더 이상 그런 갈등이 생기지 않습니다. 가끔 먹더라도 적은 양을 필요한 만큼 천천히 즐기게 됩니다. 거기에는 죄책감도 아쉬움도 후회도 없습니다.

CHAPTER 4

# 탄수화물에 의존하지 않는 뇌를 만드는 법

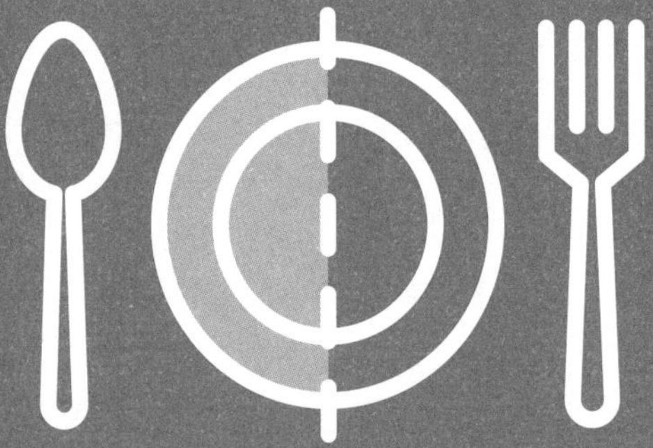

지금부터 설명하게 될 방법은 탄수화물이라는 중독성 물질을 극복하기 위한 훈련입니다. 탄수화물 중독은 정신력으로 해결하기 어렵습니다. 정신력으로 끊는 것은 '그냥' 참는 것입니다. 참으면 스트레스가 쌓여 탄수화물을 먹고 싶은 마음이 더욱 강화됩니다.

자, 이제 참지 않고도 탄수화물에 대한 집착으로부터 자유로워지기 위한 세 가지 방법을 소개하겠습니다.

# 오감 단련 트레이닝

적은 양의 음식을 최대한 맛보고 즐길 수 있도록 오감을 관장하는 신경의 감수성을 높여 드리겠습니다. 이 훈련을 하면 적은 양으로도 만족과 행복을 얻을 수 있게 됩니다.

운동과 식사를 즐기면서 오감을 단련하는 방법을 소개하겠습니다.

## ① 걸으며 자연을 느낀다

야외의 자연적인 환경 속에서 하면 더 좋겠지만 그렇지 않은 곳에서 해도 전혀 문제가 없습니다.

❶ 지금 느껴지는 냄새 하나를 꼽아보세요. 어떤 향기가 나나요? 풀 냄새, 비가 그친 뒤의 아스팔트 냄새 등 최대한 느끼려 노력해보세요. 아무것도 느끼지 못한다 해도 괜찮습니다.

❷ 들려오는 소리 2개를 꼽아보세요. 새소리, 자동차 소리, 내 발소리 등 떠오르는 단어를 마음속으로 중얼거립니다.

❸ 몸으로 느끼는 감각 세 가지를 꼽아보세요. 얼굴에 느껴지는 바람, 엉덩이 근육의 움직임, 발바닥으로 땅을 밟는 느낌 등 느낀 것을 마음속으로 중얼거립니다.

❹ 보이는 색 4가지를 꼽아보세요. 나뭇잎의 초록색, 도로의 회색, 하늘의 파랑, 벽의 갈색 등 색깔의 이름을 마음속으로 중얼거립니다.

❺ 마지막으로 눈에 보이는 것의 이름을 꼽아보세요. 집, 구름, 내 손, 비행기, 가로수 등.

이 훈련에서는 후각, 청각, 체성 감각(자극에 대한 피부, 근육, 내부 기관 등의 감각 - 옮긴이), 시각 순으로 감각을 연마합니다. 집중하면 평소에 느끼지 못하던 감각을 알아차리게 될 수 있습니다.

이 훈련은 감각을 연마할 뿐 아니라 뇌의 피로를 줄이는 효과도 있습니다. 감각에 의식을 집중시키기 때문에 걱정거리 등의 잡념이 머리에 떠오르지 않아 뇌가 불필요한 에너지를 사용하지 않고 조금 쉴 수 있는 것입니다.

## ② 첫 한입을 맛보는 법

식사 중 처음 한입을 먹을 때 가능한 한 오감을 충분히 활용해 드셔보세요. 오감을 통해 감정과 사고에 대한 인식이 높아질 것입니다.

그럼, 바로 음식을 테이블에 놓겠습니다. 놓은 채로 잠시 눈을 감고 몸의 감각에 의식을 기울입니다. 침이 나오거나 배에서 꼬르륵 소리가 나는 몸의 감각을 알아차리시기 바랍니다.

배고픈 상태는 어느 정도인가요? 전혀 고프지 않은지, 적당히 고픈지, 몹시 고픈지 주의 깊게 느껴보세요.

그런 다음 눈을 뜨고 음식을 봅니다. 어떤 색이고, 어떤 형태인지, 표면의 질감도 찬찬히 관찰합니다. 당장 입에 넣고 싶은 마음이 생길까요? 지켜보다가 참지 못하고 자기도 모르게 한입 먹어버릴지도 모릅니다.

먹었다고 해도 자신을 탓하며 실패했다고 생각할 필요는 없습니다. 무의식적으로 입에 넣은 사실을 깨닫는 것이 매우 중요합니다.

이제 손에 들고 냄새를 맡을게요. 침이 나오거나 배고픔을 느끼는 등 몸의 반응을 느낍니다. 적은 양을 입에 넣고 혀 위에 올려보세요. 아직 씹지는 마시고요. 눈을 감고 음식을 입안에서 느껴봅니다. 온도, 맛, 향이 입안에 퍼집니다. 달다, 짜다, 살살 녹는다, 감칠맛 난다 등 느낀 것을 마음속으로 말해봅니다.

천천히 씹습니다. 씹을 때마다 맛이 변해가는 것을 느낍니다. 바삭바삭, 오물오물 등 씹는 소리에도 의식을 기울입니다. 그리고 잘게 흩어진 음식물을 긁어모으는 혀의 움직임과 씹는 치아의 움직임을 느낍니다.

더 이상 씹을 수 없게 되면 삼킵니다. 목구멍의 움직임, 음식물이 식도를 지나는 감각을 느끼고 마지막에는 위 속에 떨어진 음식물의 존재를 느껴봅니다. 감각이 잘 느껴지지 않아도 상관없습니다. 느끼려고 마음의 귀를 기울이듯 주의 깊게 맛을 음미하면 뇌가 감각신경으로부터 정보를 받는 능력이 높아집니다.

어떤 것을 알게 됐을까요? 평소 별다른 생각 없이 먹었을 때와 비교해 맛이 달랐을까요? 당신이 먹은 것은 최고로 맛있었나요? 평소보다 한층 더 깊은 맛을 즐겼을 수도 있고, 기대했던 것보다 맛있다고 느끼지 못했을 수도 있습니다.

느끼는 법에 정답은 없습니다. 어쩌면 지금까지는 순수하게 맛을 음미하지 않고 스트레스 해소를 위해 자극을 추구했을 뿐인지도 모릅니다.

### ③ 향차(flavoured tea)를 마신다

탄수화물을 과다 섭취하는 것은 '탄수화물이 중독성 물질이기 때문'이라고 말씀드렸습니다. 하지만 만약 중독성 있는 과당 시럽과 물만 넣은 음료(즉 설탕물 같은 것)를 누가 준다면 기꺼이 많이 마실까요? 그다지 맛있다고 느끼지도 않을 것이고 한 잔 더 마시고 싶은 마음도 들지 않을 것입니다.

우리의 미각은 매우 복잡합니다. 미각이란 복합적인 여러 감각의 총칭이며 혀로 느끼는 감각만을 말하는 것이 아닙니다. 향과 맛 외에도 온도, 외형, 바삭바삭 등의 소리, 촉감, 모양, 크기와도 관련이 있습니다.

신경생리학자 패트릭 맥클레오드는 "미각이란 95%가 후각이고 5%가 맛으로 이루어져 있다"고 말합니다. 미각 정보의 대부분은 비강에서 뇌로 도달한다는 것입니다.

신종 코로나 바이러스 감염증에 걸려 미각을 느끼지 못하게 되었다는 사람이 많습니다. 코로나 바이러스는 신경에 잘 부착하며 특히 후각 신경은 뇌에서 비강 점막으로 직접 연결되어 있기 때문에 바이러스에 노출되기 쉽습니다.

미각에 문제가 생긴 사람의 이야기를 들어보면 맛을 전혀 몰라서 무엇을 먹어도 모래를 씹는 것 같다고 합니다. 식욕이 없어지고 체중이 줄어든 분도 적지 않습니다.

우리가 음식을 맛있다고 느끼는 큰 요인이 후각인 것은 틀림없습니다. 향은 기억을 일깨웁니다. 오렌지 향기를 맡으면 싱싱한 오렌지가 연상되면서 맛있을 것 같은 느낌이 듭니다.

후각은 먹기 전에는 비강에서 향을 느끼고, 입에 넣은 후에는 입 안쪽의 후비강에서 향을 느낍니다. 향이 강한 음식이나 음료는 빠르면 먹기 전부터 '맛있다'는 감각을 만들어냅니다.

탄수화물이 미각을 자극하지만 그 역할이 단 5%라는 것을 생각하면 단맛이 없어도 향이 강하면 어느 정도 맛의 만족감을 얻을 수 있다는 얘기가 됩니다.

기분 좋은 향을 맡으면 저절로 행복한 감정이 생깁니다. 향을 즐기면 호흡이 깊어지고 자율신경의 부교감신경 기능이 향상되어 기분 전환이 되는 것이지요.

그래서 차나 홍차로 향을 즐기면서 후각을 통해 만족을 얻는 방법을 제안하려는 것입니다. 차에는 다양한 종류가 있으며 일본차만 해도 녹차, 호지차, 현미차, 검은콩차 등이 각각의 독특한 풍미를 가지고 있습니다. 홍차는 다즐링과 얼그레이 등 여러 종류가 있으며 중국차도 정말 종류가 다양합니다. 저는 자스민티를 아주 좋아합니다.

어떤 차든 좋지만 탄수화물 중독인 사람은 강한 단맛에 익숙해져 있으므로 우선은 단맛이 나는 향을 선택해 뇌를 만족시키는 방법을 추천합니다.

과일향, 과자향, 꽃향기 등 계절에 맞는 재미있는 향이 많아서 케이크 가게에 갔을 때와 같은 설레는 선택의 즐거움을 맛볼 수 있습니다.

## ④ 단맛이 적은 것을 먹는다

탄수화물이 많지 않은 음식을 준비하세요. 씹는 맛이 있고 담백한 것이 포인트입니다. 천천히 씹으면 깊은 맛이 나므로 과식하지 않고 만족감을 얻을 수 있습니다.

턱관절과 접하는 부분에는 침샘이 있는데, 씹는 행위를 통해 침샘을 자극하면 침샘에 분포하는 자율신경인 부교감신경이 활성화됩니다. 부교감신경의 기능이 높아지면 호흡과 심박이 느려지고 근육의 긴장도 풀리기 때문에 마음이 안정됩니다.

부교감신경과 반대 작용을 하는 교감신경은 공복일 때 활발해집니다. 이쪽이 강해지면 음식을 봤을 때 바로 반응하는 경향이 있습니다. 잘 씹으면 식욕을 억제하는 효과가 있는 것입니다.

단맛이 적어서 자주 씹는 음식 중에 제가 좋아하는 것은 '볶은 검은콩'입니다. 씹을수록 단맛이 나고 단백질도 풍부해 만족감을 느낄 수 있지요.

탄수화물도 포함되어 있지만 씹는 맛이 있으므로 조금씩 천천히 씹어 먹으면 대량으로 과식하는 경우는 많지 않습니다. 그 외에 간식 다시마 같은 것도 좋습니다.

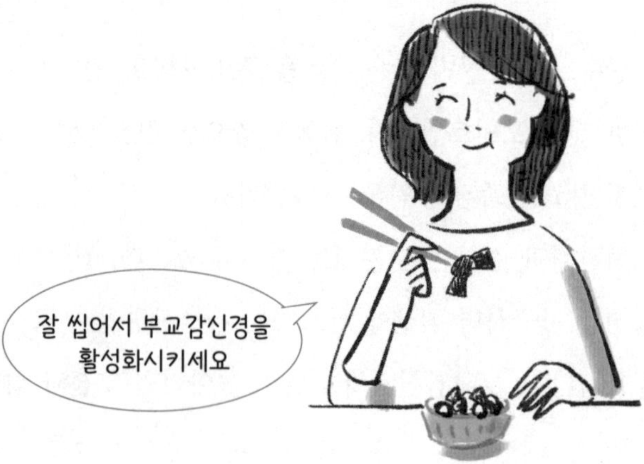

## 당이 필요 없는 몸을 만든다

매일 섭취하는 영양에 신경 써서 뇌와 몸이 탄수화물을 원하지 않도록 대비하는 방법입니다. 이렇게 하지 않으면 먹고 싶은 마음이 생기고, 이를 참지 못해 어렵게 제한하고 있던 간식을 나도 모르게 많이 먹어버릴 가능성이 높아집니다.

### ① 육수 오일 수프 먹기

양질의 오일을 충분히 섭취하면 케톤체가 만들어져 뇌의 에너지원이 됩니다. 전두엽의 영양이 결핍되면 자기 통제가 되지 않아 무심코 단것을 먹어 버릴 수 있습니다.

이 수프의 가장 큰 강점은 먹고 난 후 공복감을 쉽게 느끼지 않는다는 것입니다. 따뜻한 국물과 육수에 포함된 펩타이드로 긴장을 완화시키고 릴랙스하는 효과도 있습니다.

펩타이드는 아미노산이 결합되어 있는 상태입니다. 단백질을 그대로 섭취하는 것보다 크기가 작아 흡수하기 쉽다는 장점이 있습니다. 면역력 개선과 혈당 개선 효과도 있습니다. 우유 유래의 유청 펩타이드, 생선 유래의 펩타이드, 콩 펩타이드 등이 있습니다.

### 기본 육수 오일 수프

**◆ 재료**

육수 150㎖
코코넛 오일 15g
천연 소금 원하는 적당량

**◆ 만드는 방법**

재료를 냄비에 넣고 데우기만 하면 됩니다. 이 수프는 다양한 방법으로 응용해서 즐길 수도 있습니다.

- **된장국 스타일 육수 오일 수프** : 기본 육수 오일 수프에 된장 추가
- **중화풍 육수 오일 수프** : 기본 육수 오일 수프에 참기름 추가
- **돈코츠풍 육수 오일 수프** : 기본 육수 오일 수프에 소량의 우유와 참기름 추가

육수 내는 방법은 각자 좋아하는 방식대로 하면 되는데, 게으른 저는 《식품의 이면(食品の裏側)》의 저자 아베 쓰카사 씨와 요리 연구가 다카코 나카무라 선생님이 가르쳐 주신 방법을 사용합니다.

다시마 조각과 얇게 깎은 가다랑어포를 물과 함께 냄비에 넣고 불에 올립니다. 끓으면 불을 끄고 체에 거르기만 하면 됩니다. 매우 간단하며, 남은 다시마와 가다랑어포는 프라이팬에 볶아 양념하면 밑반찬으로 먹기 좋습니다.

더욱 간편한 방법은 천연 육수 분말을 뜨거운 물에 녹이는 방법입니다. 이때는 좋은 제품을 선택하시기 바랍니다. 생선 유래의 펩타이드가 메인입니다.

## ② 에너지 스무디 마시기

아침에 오일과 단백질을 '제대로' 보충하면 점심시간이 지나도 배고픔을 잘 못 느낍니다. 바쁜 아침에 빨리 만들 수 있고, 맛있으면서 단백질과 오일을 제대로 섭취할 수 있는 스무디가 없을까 생각하다가 이런 조합을 만들어냈습니다.

### 최강 에너지 스무디

**◆ 재료**

코코넛 밀크 100㎖
아몬드 밀크(또는 우유) 100㎖
유청 단백질 20 g
냉동 과일, 볶은 검은 콩 등을 취향에 따라

**◆ 만드는 방법**

믹서기로 섞으면 완성입니다. 믹서기는 바이타믹스를 추천합니다. 딱딱한 냉동 과일도, 채소도, 볶은 검은콩도 순식간에 부드러운 주스로 만들 수 있어요.

냉동 과일 대신 볶은 검은콩을 넣으면 콩가루 맛이 납니다. 저는 볶은 검은콩 + 바나나 + 깨의 조합을 좋아합니다.

스무디에 코코넛 밀크를 넣으면 양질의 오일을 충분히 섭취할 수 있습니다. 맛이 진하므로 아몬드 밀크나 우유 등으로 희석하면 부드럽게 잘 넘어갑니다.

단백질은 맛이 첨가되지 않은 심플한 제품을 쓰면 활용하기 편합니다. 저는 목초우 생유를 원료로 하여 첨가물을 최소화한 제품을 사용합니다.

## ③ 보충제를 먹어 비타민과 미네랄을 최대한으로

식사만으로 영양을 충분히 섭취하기란 매우 힘듭니다. 그럴 때는 보충제를 이용하세요. 비타민과 미네랄을 제대로 섭취하는 것이 매우 중요합니다.

특히 탄수화물을 많이 섭취하는 분은 비타민 B군과 C를 다 써버려 부족한 경우가 많습니다. 탄수화물 중독자 중에서도 마른 분들이 특히 그렇습니다. 그렇다고 해서 한 종류의 비타민 B만 또는 비타민 C만 보충하면 흡수가 잘 되지 않습니다.

**영양소는 단독으로는 대사할 수 없으므로 종합비타민제를 이용하는 것**

이 현명합니다. 탄수화물 중독자가 흔히 느끼는 저녁 피로감에는 비타민 B6와 나이아신 등이 효과적입니다. 종합비타민을 잘 비교해 보고 함유량이 충분한 제품으로 선택하세요.

### ④ 쇠를 넣고 물을 끓인다

저는 고기나 생선 등을 많이 섭취하려고 애쓰는 데도 가끔 빈혈 증상을 느낍니다. 그래서 물을 끓일 때 쇳덩어리를 넣습니다. 남부철의 '쇠달걀(ザ·鉄玉子)'(미즈사와주물공업협동조합)이 사용하기 편합니다.

아침에 일어나면 '쇠달걀'을 넣어 끓인 물로 수프를 만들고, 남은 물은 식혀 병에 넣고 비타민 C 분말을 넣어 외출할 때 가져갑니다.

수분과 함께 철분과 비타민 C를 자주 보충할 수 있는 쉬운 방법입니다. 철분은 비타민 C로 인해 흡수율이 높아지므로 함께 섭취하는 것이 효과적입니다.

## ⑤ 식품으로 오일을 섭취한다

양질의 오일을 더 섭취하라고 하면 대부분 '무슨 기름이 좋습니까?'라고 묻습니다. 오일은 병에만 들어있는 게 아닙니다.

육류, 생선 중에는 연어, 고등어, 정어리, 가다랑어, 달걀, 이크라(연어나 송어 알을 소금물에 절인 것 - 옮긴이), 명란, 호두 등의 견과류, 참깨, 콩, 두유, 코코넛, 버터, 치즈, 완두콩, 청피망, 여주 등에도 있습니다.

기름을 사용한 요리는 가열하면 산화되므로 신체 노화로 이어집니다. 하지만 식재료에 원래부터 들어있는 기름을 많이 먹으면 조리유를 사용할 때보다 좋은 기름과 나쁜 기름의 균형을 맞추기 좋습니다.

트랜스지방산은 그 자체가 인공적이고 해로운 것이지만, 오메가6라고 불리는 식용유는 적당량을 사용할 경우 좋은 영향을 미칩니다.

요리할 때는 산화하기 쉬운 기름을 최대한 쓰지 마시기 바랍니다. 일반적으로 판매되고 있는 식용유는 대부분 산화하기 쉽습니다. 산화에 강한 것은 포화지방산입니다. 포화지방산은 상온에서 굳는 것으로 코코넛 오일, 버터, 라드 등입니다.

저는 요리할 때 거의 코코넛 오일을 사용합니다. 코코넛 오일의 향을 싫어하는 분이 있는데 향이 나지 않는 코코넛 오일도 판매되고 있으니 조리할 때는 이것을 써 보세요.

향이 나지 않는 제품은 코코넛 과육을 한번 건조시킨 후 가공한 것입니다. 향이 나는 버진 코코넛 오일보다 저렴하게 구입할 수 있습니다.

## ⑥ 단백질은 1일 3회, 2종류씩 섭취한다

한 번에 흡수할 수 있는 단백질의 양은 한정되어 있어 너무 많이 섭취하면 인슐린 분비가 증가하고 그로 인해 체지방이 늘어납니다.

단백질은 세끼로 나누어 드세요. 그리고 종류는 하나에 편중되지 않도록 해야 여러 가지 아미노산을 섭취할 수 있습니다.

단백질이 풍부한 식재료를 한 끼에 2종류씩 넣도록 합니다. 단백질 섭취량의 기준은 한 끼에 손바닥 크기 만큼의 양이니 달걀과 낫토, 참치캔과 두부, 검은 콩과 닭고기 등 잘 조합해 충분한 양을 섭취할 수 있도록 연구해 보세요.

# 먹고 싶은 마음을 부드럽게 녹인다

먹고 싶은데 먹으면 안 된다고 자신에게 제동을 걸면 먹고 싶은 마음이 한층 더 커집니다. 교칙이 있으면 어기고 싶어지는 학생처럼, 안 된다는 말을 들으면 억압된 것에서 벗어나고 싶어지는 것이죠.

먹고 싶은 마음에는 두 가지가 있습니다. 몸이 정말 에너지를 필요로 할 때와 감정적으로 먹고 싶은 기분이 들 때입니다. 공복일 때는 시간이 지날수록 먹고 싶어지지만 감정적인 식욕은 오래 지속되지 않습니다.

**먹고 싶은 충동이 사라질 때까지 걸리는 시간은 약 90초입니다.** 스트레스를 느낄 때나 음식을 봤을 때 자극을 받으면 대뇌변연계라는 부위가 반응하여 자율신경에 작용하게 되고, 그 결과 심박과 호흡이 빨라지고 몸의 근육이 긴장됩니다.

이 반응을 시상이 감지해 '먹고 싶다'는 충동이 일어나게 되지요. 이 일련의 반응이 일어나서 사라질 때까지 걸리는 시간이 90초 정도. 그 사이에 음식을 가지러 가서 고르거나 무엇을 먹을까 생각한다면 그 충동이 지속됩니다.

반면에 다른 행동에 집중하면 먹고 싶은 충동은 사라집니다. **먹고 싶은 몬스터에게 먹이를 주지 않고 다른 쪽으로 관심을 돌리게 하는 것이 상책**입니다. 이제, 먹고 싶은 충동에서 벗어나게 하는 방법을 몇 가지 소개해 드리겠습니다.

## ① 먹고 싶어지면 화장실에 간다

간식이 먹고 싶으면 일어나서 화장실에 가 볼일을 봅니다. 그것이 전부입니다. 아주 간단하지만 몸은 의외로 복잡한 행동을 여러 개 하고 있습니다.

볼일을 끝냈다면 '먹고 싶은 마음이 물에 흘러간다'고 마음속으로 중얼거리며 화장실 물을 내립니다.

화장실을 나와 손을 다 씻을 무렵이면 간식을 먹고 싶었다는 사실을 잊고 있을 것입니다.

### ② 좋아하는 음악을 듣는다

먹고 싶은 충동이 생길 때 듣는 음악을 몇 가지 정해 두세요. 들으면 마음이 평온해지는 것으로 자신이 좋아하는 편안한 곡을 한 곡 듣습니다.

좋아하는 음악은 마음을 채워줍니다. 다 듣고 나면 업무로 돌아갈지, 어떤 집안일을 할지, 다음에 할 행동을 생각해 두었다가 바로 그 행동으로 넘어갑니다.

먹고 싶었던 일에 대해서는 어느새 잊고 있을 것입니다.

### ③ 채소를 손질한다

요리하는 타이밍이라면 채소 손질에 열중하기를 권합니다. 손가락과 칼의 움직임에 집중해야만 하는 작업이므로 잡념을 없애고 뇌의 피로를 날려줍니다. 채소의 향, 색깔, 모양을 꼼꼼히 관찰하면서 자르는 작업에 몰두해 보세요.

대뇌에서는 손가락의 감각을 관장하는 영역이 가장 넓으므로 뇌 활성화에도 도움이 됩니다.

### ④ 스트레칭을 한다

몸의 감각에 의식을 집중하면서 몸을 펴는 동작을 해 보세요. 몸 앞에서 양손을 깍지 끼고 위로 뻗은 후 오른쪽으로 넘깁니다. 일단 가운데로 돌아와 다음에는 왼쪽으로 넘깁니다.

몸 앞에서 손을 다시 깍지 끼고 등을 구부리면서 주먹을 앞으로 내밉니다. 이번에는 손을 뒤로 깍지 끼고 가슴을 벌린 후 잡은 손을 위쪽으로 올립니다.

어깨 주변이 풀려서 좀 개운하지 않나요? 늘어난 근육을 느끼면서 1~2분 동안 스트레칭을 하면 몸과 마음이 풀리고 음식으로부터 해방된 기분을 느끼게 될 것입니다.

# 탈당 저널링

## ● 저널링이란

감정이나 생각을 종이에 쓰면 모호했던 것을 분명하게 만드는 효과가 있습니다. 자기 마음속에 있는 것을 다 안다고 생각하지만 의외로 알아차리지 못하는 경우가 많습니다.

내가 왜 짜증을 내는지, 어떻게 되면 좋겠다고 생각하는지, 무엇이 기쁜지, 무엇이 싫은지.

주제를 정해 쓰기만 해도 마음의 짐을 덜 수 있습니다.

| 글로 쓰면 마음을 정리할 수 있습니다 |

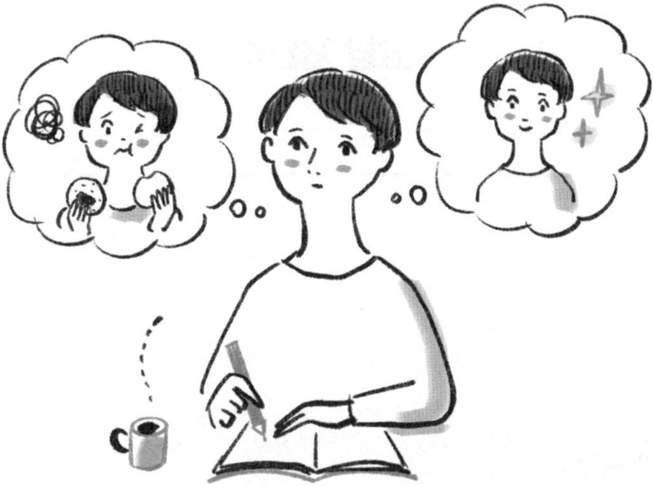

## ● 방법

종이와 펜을 준비합니다. 컴퓨터에 기록하는 것도 좋지만 손을 쓰면 뇌가 활성화되어 사고가 더욱 명확해집니다. 또 키보드를 치는 것보다 손으로 쓰면 시간이 더 걸리기 때문에 쓰는 동안 다음 생각이 떠올라 손을 계속 움직이게 됩니다.

아름다운 문장으로 만들려고 애쓰지 말고 오자나 탈자를 고쳐

쓰지도 말고 그냥 생각나는 말을 기록으로 남기는 것이 비결입니다. 손을 움직이다 보면 말이 자꾸 떠오릅니다.

## ● 사고의 습관을 발견

탈당 저널링에서는 먹고 싶은 마음이 생기면 그때의 생각을 떠올려 써 봅니다. 예컨대 거리에서 디저트를 살 때 아무 생각 없이 가게로 직행하지는 않을 것입니다. 마음속으로 다음과 같이 중얼거리고 있지 않을까요?

**[ 예 ]**

A. '오늘은 열심히 일했으니 보상으로 뭔가를 사 가자'

B. '모처럼 백화점에 왔으니 그 디저트는 꼭 먹어야 해'

C. '나한테만 일을 시키다니 짜증나! 단것으로 마음을 가라앉히자'

위의 생각에 대해 좀 더 깊이 들어가 보겠습니다. 사실은 그냥 먹고 싶을 뿐인데 자신을 정당화하려고 변명을 하고 있을 가능성은 없을까요?

또는 정말 그렇다고 해도 다른 사고방식을 가질 수는 없을까요?

**[ 예 ]**

A. '디저트 말고 다른 보상을 생각해 보자'

B. '그 디저트를 먹지 않고 집에 간다고 해도 후회하지는 않을 거야.'

C. '디저트를 먹는다고 짜증이 사라질 리 없어. 먹는다고 해결될 일이 아니야.'

다양한 방식으로 사고하게 되면 사로잡혀 있던 것에 대한 시각이 바뀌고 세계가 넓어집니다.

탄수화물 외에도 당신을 행복하게 만드는 것이 많다는 사실을 점점 알아차리게 됩니다.

CHAPTER

5

# 21일간의
# 탈 간식 챌린지

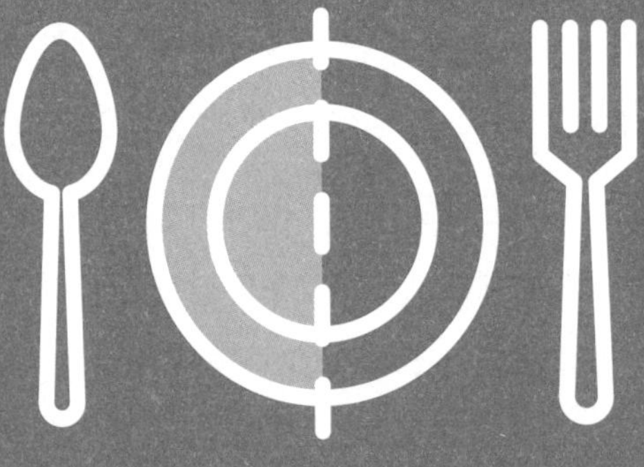

간식을 먹지 않고 21일을 버티면 도저히 참을 수 없던 단것에 대한 욕구가 사라집니다. 먹지 않는 기간이 길어질수록 먹고 싶은 마음이 옅어질 것입니다.

빵집 앞을 지나며 매혹적인 냄새를 맡아도 먹고 싶은 생각이 들지 않게 됩니다. '탈 간식'에 성공하고 나면 단것은 마치 '옛 남자친구'와 같은 존재가 됩니다.

좋아할 때는 그에게서 메시지가 올 때마다 일희일비하고 헤어졌을 때는 몇 날 며칠을 울었지만, 일단 마음이 식어버리면 그 사람을 봐도 아무런 감정을 느끼지 못하게 되어 버립니다. 다들 그런 적 없으신가요?

단것을 원하는 마음도 영원히 계속되는 것이 아니며 언젠가는 사라집니다. 중독을 극복하려면 일정 기간 떠나 있는 것이 최고입니다. 처음에는 허전하고 마음 둘 곳을 잃은 듯한 기분이 들 수도 있습니다.

"단것을 먹는다는 건 소중한 힐링이에요. 절대로 잃고 싶지 않아요! 역시나 탈 간식 같은 멍청한 짓은 그만둬야겠어요"라며 포기하고 싶을지도 모릅니다.

하지만 생각해 보세요. 단것을 먹고 싶은 마음이 전혀 없는 생활과 단것이 당길 때 먹을지 말지 갈등하거나 정신력으로 참거나 먹고 나서 실망하고 후회하는 생활 중 어느 쪽이 쾌적할까요?

힐링을 포기하기 싫은 마음은 뇌로서는 극히 자연스러운 반응입니다. 오랜 시간 익숙했던 습관을 버릴 때 '평소와 다른 일을 하지 말라'고 반발하는 뇌의 시스템이 있기 때문입니다.

그러므로 뇌과학의 특징을 이용해 조금씩 조용히 헤어지도록 만들어 중독에서 벗어나는 방법을 소개하겠습니다.

그것이 바로 지금부터 진행하게 될 4단계입니다.

STEP 0

# 시작 전 준비 단계

간식 없이 못 살던 생활에 작별을 고할 각오가 되었다면 준비에 들어갑니다. 이 프로젝트를 성공해내기 위해서는 준비가 90%입니다.

가벼운 마음으로 '지금부터 그만둔다!'라고 결정하지 말고 이번 STEP 0를 잘 이해하고 차근차근 시작해보세요. 단, 이것들을 전부 하려고 노력할 필요는 없습니다. 당신에게 필요하고 효과가 있다고 생각하는 것들만 적용하면 됩니다.

**중요한 것은 제가 말한 대로 행동하는 것이 아니라 여러분이 스스로 하고 싶어하고 즐겁게 도전하는 것입니다.** "이거 진짜 효과 있는 거야?"라는 생각으로 하면 효과는 줄어듭니다.

## ● 컨디션을 체크한다

앞으로 당신에게 일어날 변화를 보다 확실하게 느낄 수 있도록 지금의 상태를 항목별로 기록해 두세요.

### 0-1 | 체중을 파악한다

시작 전에 체중을 측정합니다. 당신의 BMI(체격지수)도 계산해 보세요.

**BMI 계산식**

**BMI = 체중(kg) ÷ (키(m) × 키(m))**

적정 BMI는 18.5~25이며 25 이상이면 비만입니다.

비만을 방치하면 당뇨병, 고혈압, 지질 이상을 일으키기 쉽고 그것은 심근경색, 뇌경색, 치매 등의 원인이 됩니다. 25~30은 비만도 1, 30~35는 비만도 2, 35~40은 비만도 3, 40 이상은 비만도 4입니다.

만약 BMI가 18.5 미만이라면 저체중 판정입니다. 저체중은 영

| 자신의 몸을 제대로 파악하는 것부터 시작 |

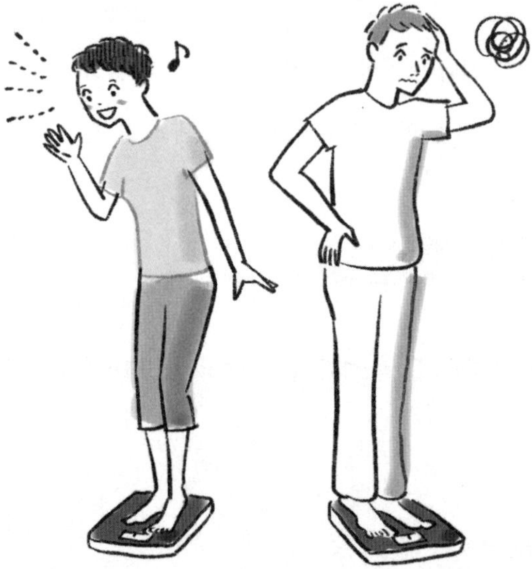

양이 충분하지 않으므로 질병의 위험이 높아집니다. 특히 골절, 두통, 저림 증상, 현기증, 빈혈, 정신 불안정, 미각 이상 등은 영양 불량 때문에 생기는 경우가 많습니다.

저체중이라면 체중이 줄지 않도록 조심하고 단백질과 양질의 오일, 비타민과 미네랄을 충실히 섭취하세요. 너무 마른 사람이 단백질과 지질을 늘리지 않고 탄수화물을 극단적으로 줄이면 에너지가 부족해 굉장히 쉽게 피로해집니다.

우선 육류·생선·콩·달걀 등의 단백질과 양질의 기름을 섭취하고 운동을 통해 근육을 늘리세요.

또한 키에 맞는 적정 체중도 계산해 보세요. 키를 미터로 환산하여 제곱하고 22를 곱하면 적정 체중이 나옵니다. 만약 이것보다 초과했다면 이 적정 체중을 목표로 삼는 것이 좋습니다.

'탈 간식 챌린지'는 다이어트로 마른 몸을 만드는 것이 최종 목표가 아닙니다. 물론 비만이 해소되면 다수의 질병이 예방되지만 살을 빼는 것은 목표가 아니라 수단입니다.

### 0-2 | 장점을 써본다

제3장에서 말씀드린 것처럼 탄수화물 중독에서 벗어나면 좋은 일들이 많이 생깁니다. 당신을 기쁘게 하는 좋은 점은 무엇인가요? 종이와 펜을 준비해 장점들을 써보세요.

**[ 예 ]**

- 몸이 가벼워진다
- 피부가 깨끗해진다
- 간식 먹는 시간이 필요 없어진다

- 간식 값이 남는다

- 먹고 싶은 마음과 싸우느라 짜증 날 일이 없다

- 입고 싶은 옷을 입을 수 있다

- 건강검진에서 지질과 탄수화물의 수치가 떨어진다

- 자신을 좋아하게 된다

- 자신감이 생긴다

최대한 많이 써보세요. 그중에서도 특히 당신을 기쁘게 하는 것은 어떤 것인가요? 그렇게 되면 좋겠다고 강력히 원하는 순서대로 ○를 3개 붙여 봅니다.

특히 더 기분 좋은 3가지 장점을 정한 후 잘 보이는 곳에 붙여 두세요. 단것을 비축해 두는 장소가 있다면 그 근처에 붙이기를 추천합니다.

이를테면 작은 카드에 이렇게 쓰세요.

"탈 간식 챌린지로 1. 내가 좋아진다! 2. 체중이 줄어든다! 3. 뾰루지가 없어진다!

### 0-3 | 시작일을 정한다

언제부터 시작할지 정합니다. 1~2주 후가 이상적입니다. 당장이라도 시작하고 싶거나 빨리 결과를 얻고 싶은 분은 2~3일 후라도 괜찮습니다. 다만 준비를 어설프게 하지 말고 '이제 완벽해! 자, 시작하자!'라는 상태를 만든 후에 시작하는 것이 이상적입니다.

'내일 아침부터 시작하자!'라고 결심했더라도 다음날 아침 냉장고를 열었을 때 기한이 임박한 간식이 들어 있으면 '이것을 다 먹고 시작하자. 아무래도 내일부터 시작해야겠어!'하는 상황이 될 수 있습니다.

결심을 선언한 후 미루는 행동은 자신과의 약속을 어기는 것이 됩니다. 선언 후 바로 철회하는 사람을 봤을 때 당신은 어떤 느낌이 드나요?

"이 사람은 믿을 수 없어."

그런 중얼거림이 들려오는 듯합니다.

**새로운 도전을 할 때 중요한 것은 자신을 믿는 힘입니다.**

자신에 대한 약속을 지키기 위해서는 약속을 어기지 않아도 되도록 준비를 신중하게 해 두어야 합니다. 회사 상사와 한 약속을 쉽게 깨지 못하듯이 당신에 대해서도 약속을 지키는 습관을

들이세요. 당신이 가장 소중히 해야 할 사람은 당신 자신입니다. 그래서 더 충분한 준비 기간이 필요한 것입니다.

일정을 조금 뒤로 잡으면 스스로 초조하게 만드는 효과도 있습니다. 기다리게 되면 그만큼 기대치가 높아지고 그것으로 향하는 에너지도 커집니다. 1주일 후로 정하면 앞으로 며칠 남았는지 카운트다운 하는 마음으로 두근거리며 시작을 기다리게 됩니다.

시작일은 나중에 돌이켜 봤을 때 기억하기 좋은 날로 정하세요. 예컨대 1일처럼 한달의 첫날로 시작일을 정하면 며칠 동안 계속하고 있는지 바로 알 수 있습니다.

8월 3일이 되면 '3일 동안 참았다!', 7일이 되면 '일주일 동안 참았다!'라고 성과를 쉽게 알 수 있지요. 달력의 날짜가 그대로 당신의 달성 지속 기간이 되기 때문입니다.

## 0-4 | 선언한다

시작일을 정했다면 당신을 응원해 줄 만한 사람에게 그 사실을 알리세요.

"나 11월 1일부터 간식 끊을거야."

사람에게는 입 밖으로 꺼낸 것을 지켜내려는 '일관성의 법칙'

이라는 심리 작용이 있습니다. 누구나 거짓말을 하고 싶지 않고 거짓말쟁이로 불리고 싶어 하지 않습니다. 한다고 말한 이상 그대로 움직이려는 심리가 작용하므로 말없이 도전하는 불언실행(不言實行)보다 어필하고 도전하는 유언실행(有言實行)이 목표를 달성하기 쉽습니다.

그러나 만약 좌절될까 불안하다면 선언할 상대를 잘 고르는 것이 좋습니다. 당신의 말을 농담으로 돌리거나 일부러 방해하는 사람에게는 말하지 않는 편이 좋습니다.

장난삼아 일부러 간식거리를 가져올지도 모르니까요. 금연하려는 사람에게도 '한 개비 정도는 괜찮지 않냐'며 권하는 사람들이 종종 있습니다.

건강에 관심이 많은 사람에게도 굳이 말하지 않는 편이 좋습니다. 나쁜 의도는 아니겠지만 자신의 신념 상 옳다고 생각하는 조언을 하려고 들지도 모르기 때문입니다.

"탄수화물 제한은 위험하대.", "뇌에는 단것이 필요하대.", "칼로리 제로 쿠키를 사 왔어!"처럼 말이죠.

당신의 이번 챌린지 목표는 간식을 끊는 것입니다. 우리가 하려는 것은 탄수화물 제한 다이어트도, 뇌 활성화 챌린지도, 칼로리 제한 다이어트도 아닙니다.

"이 간식은 괜찮아"라는 말로 탈 간식과 단순한 다이어트를 혼동하지 않도록 주의하시기 바랍니다.

목표를 완수할 때까지는 자신의 중심을 확실히 가지고 추진하는 것이 중요합니다. 당신의 중심을 흔들 가능성이 있는 사람에게는 굳이 말하지 않는 것이 상책입니다.

SNS로 선언하는 방법도 있습니다. 이것은 안티 댓글이 달릴 가능성도 다소 있지만, 기본적으로는 일방적인 발신이라고 생각해도 좋을 것 같습니다. **많은 사람에게 공표함으로써 일관성의 법칙이 더욱 효과를 발휘하게 되고 자신이 말한 것을 쉽게 지킬 수 있게 됩니다.**

저는 몇 년 전에 술을 끊었는데 금주 앱의 달력 이미지를 페이스북에 올리고 '현재 4일째!' 등의 경과 보고를 했습니다.

한 달이 되었을 때는 스스로를 마구 칭찬해 주었습니다. 시작할 때의 선언도 효과가 있지만 성공했다는 선언은 더욱 효과가 있습니다. 성공의 기쁨을 표현한 후에는 더이상 시작점으로 되돌아갈 생각을 하지 않게 되기 때문입니다.

## 0-5 | 동료를 만든다

함께 노력하는 사람이 있으면 그 사람을 격려하고 격려받는 상호 서포트 체제가 생깁니다. 같은 목표를 향해 가는 사람이 있으면 상대방이 열심히 하고 있으니 나도 도중에 그만둘 수 없다는 마음이 듭니다.

'오늘은 탈 간식을 시작한 지 며칠째네요!'라고 서로 보고하면 더욱 자극이 됩니다.

체중의 결과를 경쟁하는 것이 아니라 행동의 지속을 서로 격려하는 동료이기 때문에 상대와 무언가를 비교할 필요가 없습니다.

이때 다른 누군가가 간식을 먹어버려 실망했다고 해도 언제든 거기서 다시 시작할 수 있습니다. 지속하지 못했다고 실패한 것은 아닙니다. **도전을 멈추지 않는 한 반드시 목적지에 도달할 수 있습니다.**

여행이나 스트레스 등으로 3일 연속 간식을 먹은 친구가 있다면 "다시 같이 시작하자."고 다정하게 말을 건네면 됩니다. 그럴 때를 위한 동료라고 생각하고 서로의 성공과 좌절을 따뜻하게 지켜봐 주세요.

## 0-6 | 기록 방법을 정한다

습관화에 막대한 영향을 미치는 것이 '기록'입니다. 아무리 강한 결심을 하고 챌린지를 시작해도 바쁘거나 연휴가 있거나 큰 스트레스를 받으면 어렵사리 계속하던 일을 중단해버리기 쉽습니다.

2~3일 중단하더라도 다시 원래대로 되돌릴 수 있습니다. 정작 무서운 것은 도전하고 있었다는 사실을 애써 무시하거나 잊어버리는 것입니다.

건강에 좋다는 음식이 붐을 이루는 현상은 늘 반복됩니다. 아침 바나나, 낫토, 콩비지 쿠키 등 나쁘지 않은 식습관이지만 그것을 10년, 20년 계속하는 사람은 별로 보지 못했습니다. 잠시 혹해서 계속하다가 어느새 그만둡니다.

그럴 때 '이제 그만하자. 이걸로 끝!'이라고 의식하고 그만둘까요? 대부분의 경우는 '어, 어느새 그만두었네'라고 잠시 후에야 알아차립니다. 이번에는 하지 말자, 오늘은 됐어, 이렇게 몇 번 건너뛰는 사이에 생각조차 나지 않게 되는 것이지요.

그렇게 되지 않기 위한 대책이 '기록'입니다. 다양한 방법이 있으니 자신에게 맞는 방법을 선택하기 바랍니다.

**벽걸이 달력**

매일 보는 월별 캘린더에 눈에 띄는 색으로 ○를 그리는 방법입니다. 최소 한 달은 계속 접하게 되므로 성취했다는 증거를 항상 확인할 수 있습니다. 간식을 먹었더라도 그 날짜에 크게 X를 그릴 필요는 없습니다.

○만 치고 성과를 거두고 있는 자신을 칭찬해 주면 뇌의 잠재의식 속에 작은 성공 체험이 많이 쌓이게 됩니다. **성공 체험은 자신의 가능성을 믿는 힘을 키워줍니다.** ○를 치지 않고 X만 그리는 것은 실패하는 자기 암시를 걸고 있는 것과 같습니다.

하루 달성할 때마다 화려하게 ○를 치고 크게 기뻐하며 스스로를 칭찬해 주세요. 칭찬을 받으면 그것이 비록 스스로 하는 것이더라도 쾌락과 행복의 호르몬인 세로토닌이 분비됩니다. **기분 좋은 체험을 맛보면 내일 또다시 열심히 해야겠다는 생각이 듭니다.**

기록을 잊지 않기 위해서는 기록하는 시간과 타이밍도 정해 둡니다. 아침 양치하기 전에 달력에 ○를 친다거나 자기 전 스마트폰을 충전할 때 기록하는 등 매일의 루틴 행동과 묶어 두면 습관화되기 쉽습니다.

그때 눈에 띄는 곳에 기록할 것이 있으면 더 좋겠습니다. 예컨대 양치질을 할 때 눈에 띄도록 세면대 근처에 달력을 걸어 두는 것이죠.

### 앱

습관화에 도움이 되는 앱이 많으니 자신에게 맞는 것을 찾아 보시기 바랍니다. 제가 추천하는 것은 금연 앱이나 금주 앱입니다. 중독된다는 점에서 '탈 간식 챌린지'는 금연이나 금주와 다를 바 없으므로 효과가 있을 것입니다.

다기능이나 고기능보다는 사용하기 편리한 것을 선택하세요. 기록 자체를 잊어버리면 의미가 없으니 자주 잊어버리는 분은 리마인드 기능이 있는 것을 고르면 편리합니다.

### 수첩에 적는다

매일의 스케줄을 기록하는 수첩에 적는 방법입니다. 날짜에 ○를 쳐도 되고 제4장에서 소개한 '탈당 저널링'을 함께 기록하면 더욱 효과적입니다.

스마트폰 앱 달력에 day1, day2라고 목표 달성한 날을 카운트하도록 기록해도 좋습니다.

## 0-7 | 식재료 고르는 법

단것이 먹고 싶어지는 '마의 시간'이 있습니다.

그중 하나는 혈당치가 내려갈 때입니다. 혈당치가 낮을 때가 아니라 올라간 혈당치가 급강하할 때를 말합니다. **혈당치가 낮고 안정된 상태를 유지하고 있으면 의외로 몸은 단것을 필요로 하지 않습니다.**

그러나 혈당이 낮은 상태라도 건강하기 위해서는 다른 에너지가 필요합니다. 그것이 지질과 단백질입니다. 양질의 기름을 자주 섭취하면 에너지가 척척 만들어지므로 탄수화물이 그다지 필요하지 않습니다.

게다가 근육이 단단히 붙어 있으면 쉽게 에너지를 만들어 낼 수 있습니다. 즉 간식이 없어도 건강하게 지낼 수 있습니다. 근육을 만들기 위해 꼭 필요한 것이 단백질입니다.

단백질은 육류, 생선, 달걀, 콩 등으로 섭취할 수 있습니다. 필요한 양은 체중 1kg 당 1g이므로 체중이 50kg인 사람은 하루에 50g 이상 섭취해야 합니다.

게다가 나이가 많아지면 단백질을 근육에 합성하는 능력이 떨어지기 때문에 더 많은 단백질이 필요합니다.

최근 20년간 일본인의 단백질 섭취량이 상당히 줄어들고 있습니다. 1995년 일본인의 단백질 섭취량은 평균 81g이었습니다. 그런데 2019년에는 71g이 되었습니다.

포유류를 비롯한 모든 동물의 식욕은 단백질의 섭취량과 관련이 있다고 합니다. 단백질이 부족하면 식욕이 증가하는 것입니다. 고기를 충분히 먹어 두면 밥이나 빵 위주의 식사보다 배가 덜 고픕니다.

단백질은 최대한 가공되지 않은 것을 선택하는 것이 좋습니다. 가공육은 첨가물과 염분이 많이 포함되어 있습니다. 첨가물에는 대사를 낮춰 비만의 근원이 되는 물질이 많이 포함되어 있으며 신장병과 암의 위험을 높인다는 보고도 많습니다.

통조림은 첨가물이 적은 것을 선택하면 시간이 없을 때 단백질 보급에 도움이 됩니다.

### 적극적으로 섭취해야 할 단백질

가공되지 않은 쇠고기, 돼지고기, 닭고기

생선, 달걀, 노란콩, 검은콩, 요구르트, 치즈

참치캔, 고등어캔 등 간단한 생선 통조림

### 제한해야 할 단백질

비엔나 소시지, 햄, 베이컨, 살라미 등

'탄수화물 제한에는 고단백질'이라는 생각이 일반적인데, 한 가지 더 제안하고 싶은 것이 있습니다. 바로 고지질식입니다. 많은 분들이 살이 찌면 기름을 멀리하는데 그것은 큰 오해입니다.

저는 하루에 100g의 기름을 섭취하는 오일 단식을 정기적으로 하는데 그 하루 동안 몸무게가 1kg 이상 줄어듭니다. 1일 칼로리의 80%를 기름으로 충당해도 살이 찌지 않는 것입니다. 기름이 나쁘다고 생각하는 것은 기름을 많이 먹을수록 체지방이 늘어난다는 잘못된 믿음 때문입니다.

음식물을 통해 몸으로 들어간 중성지방은 혈액 속으로 들어간 뒤 체지방으로 축적되기도 하고 지방산으로 변환돼 에너지로 쓰이기도 합니다. 지방이 지방산이 되어 에너지원으로 작용한다면 탄수화물은 불필요해지고 심지어 배와 엉덩이의 피하지방을 에너지로 바꿔 날씬한 체형도 얻을 수 있습니다.

그럼 어떻게 하면 먹은 기름을 지방산으로 바꿀 수 있을까요? 탄수화물을 제한하면 됩니다. 중성지방을 지방산으로 바꾸는 작용을 방해하는 호르몬이 있습니다. 바로 인슐린입니다.

인슐린이 많이 나오는 것은 탄수화물을 먹었을 때입니다. 그렇다고 모든 기름을 안심하고 먹을 수 있는 것은 아닙니다. 기름의 종류에 따라서는 암이나 질병의 원인이 되는 위험한 것도 있으므로 선택 방법이 중요합니다.

### 적극적으로 섭취해야 할 기름

코코넛 오일, MCT오일, 올리브 오일, 아보카도 오일, 생선에 함유된 기름, 아마씨유, 들기름, 버터 등

### 적당히 섭취해야 할 기름

유채기름, 참기름, 미강유, 차유(茶油) 등

### 제한해야 할 기름

마가린, 쇼트닝, 커피 프림, 식물유지, 식물 유래의 휘핑 크림, 야자유(코코넛 오일과는 다릅니다) 등

### 모든 탄수화물을 다 끊지 않아도 된다

탄수화물이 많아서 당근이나 양파 등 뿌리채소와 과일은 일절 먹지 않는다는 사람도 있고 요리에 흰설탕을 넣지 않는다는 사람도 있지만 안심하세요. 탄수화물 중독을 피하기 위해 그렇게까지 할 필요는 없습니다. 이것은 탄수화물 제한 다이어트가 아니라 탄수화물에 의존하는 뇌를 개선하는 프로그램이기 때문입니다.

탄수화물을 과잉 섭취하지 않는 것이 좋은 것은 분명하지만 모든 식품에서 탄수화물을 배제할 필요는 없습니다.

애초에 **탄수화물은 몸에 매우 중요한 영양소이지 악당이 아닙니다.** 과잉 섭취하거나 중독되면 불이익이 커지는 것뿐입니다.

**탄수화물에도 여러 종류가 있는데 그중에서 가장 피해야 할 탄수화물은 주스, 아이스크림, 디저트처럼 가공식품에 들어 있는 과당**입니다.

당의 종류를 크게 나누면 3가지로 다당류, 이당류, 단당류가 있습니다. 당 분자가 연속적으로 결합되어 있는 것이 다당류이고 2개의 당 분자가 결합되어 있는 것이 이당류입니다.

이들은 체내로 들어가 효소에 의해 분해되고 최종적으로 단당류의 형태가 되어 체내로 흡수되기 때문에 혈당치가 천천히 올라가고 인슐린 분비도 느립니다.

반면 단당류는 당이 하나이기 때문에 체내에서 분해하는 과정이 불필요합니다. 처음부터 바로 흡수되는 형태이며 빠르게 흡수된 단당류는 혈당치를 급속히 올리고 그에 반응해 인슐린도 급속히 분비됩니다.

**인슐린은 혈당치를 낮추므로 일단 오른 혈당치가 이번에는 급속히 떨어지게 됩니다.** 이 혈당치의 급강하로 인해 우리는 배고픔이나 짜증을 느끼고 뭔가 먹고 싶어지는 것입니다. 게다가 **인슐린은 지방 연소를 방해하여 살이 잘 빠지지 않는 체질을 만듭니다.**

과당은 캔커피, 주스, 아이스크림, 디저트, 과자 등 가공식품이나 페트병 음료에 듬뿍 들어 있습니다. 과일에도 들어 있지만 식이섬유를 함께 섭취할 수 있고 씹느라고 먹는 속도도 느려지기 때문에 가공식품에 비해서는 그리 급격하게 혈당치를 높이지 않습니다.

가공품의 경우에는 원재료명에 **'과당포도당액당'** 등과 같은 복합된 형태로 기재되어 있습니다. 이것은 자연계에 있는 과당이 아니라 이성화당이라고 하는 옥수수로 만든 인공 시럽입니다.

과당의 단맛은 매우 강해서 소량으로 저렴하게 가공식품을 달게 만들 수 있습니다. 시판 페트병이나 종이팩에 들어있는 음료에는 대부분 과당이 있다고 해도 좋을 것입니다. 야채 주스도 추천하지 않습니다. 집에 있다면 원재료명을 확인해보세요. 과당이 들어 있지요?

채소가 몸에 좋은 이유는 식이섬유, 비타민, 미네랄 등을 섭취할 수 있기 때문입니다. 채소를 마시기 편한 주스로 가공하는 과정에서 많은 섬유질을 제거하고 비타민과 미네랄도 조정합니다. 그리고 맛을 조절하기 위해 감미료나 첨가물을 넣게 됩니다. 썩지 않도록 보존료도 넣지요.

종이팩이나 페트병 용기에서도 살찌는 원인이 되는 화학물질이 녹아 나와 체내로 들어갑니다. 그렇게까지 해서 채소를 섭취할 필요가 있을까요? 소량이라도 먹을 수 있는 범위 내에서 채소를 잘라 먹는 것이 좋습니다. 그래도 꼭 채소를 주스로 만들어 마시고 싶다면 번거롭더라도 믹서기로 직접 만들어 드세요.

과당은 강한 단맛으로 행복을 느끼게 하고 또 먹고 싶다는 뇌의 중독을 일으키는 장본인입니다. 그리고 과당은 어김없이 지방으로 바뀝니다. **우선 과당을 억제하는 것부터 시작해 보세요.**

**과당만큼이나 피했으면 하는 탄수화물은 밀과 옥수수 제품입니다.** 빵, 면류, 쿠키, 머핀, 스낵 과자 등이죠. 밀가루를 반죽해 만든 식품은 조금만 먹어도 많은 양의 탄수화물이 몸에 흡수됩니다. 게다가 밀에 포함된 글루텐은 중독성이 있어 반복해서 먹고 싶어지는 원인이 됩니다.

옥수수는 옛날 자연계에 존재했던 것과 지금의 개량된 품종은 완전히 별개의 것입니다. **오늘날의 옥수수는 채소라기보다는 그냥 탄수화물 덩어리**입니다. 이것을 가루로 만들어 첨가물, 위험한 기름, 소금, 감미료를 넣고 튀기거나 구우면 아삭아삭 맛있는 스낵이 만들어집니다.

다음으로 유혹에 잘 빠지는 음식으로 전병, 오카키(찹쌀떡을 튀긴 과자 - 옮긴이), 카린토, 고구마 스틱 등을 꼽을 수 있습니다. 쌀과자나 고구마로 만든 과자는 과당은 아니지만 어엿한 탄수화물

식품이므로 과식하면 해롭습니다.

스스로 과식한다고 느끼고 있고 스트레스를 받을 때마다 무작정 먹고 싶어진다면 중독일 가능성이 있으므로 이 챌린지를 통해 끊어보시기 바랍니다.

쌀과 고구마류는 다당류이므로 체내 흡수가 느리게 진행되지만 간식을 줄인 만큼 이것의 섭취가 늘어나면 혈당 스파이크를 일으키고 다시 간식을 먹고 싶어지는 악순환이 될 수 있습니다.

밥을 좋아하는 사람도 많습니다. 탄수화물 중독 중에는 '단것은 좋아하지 않지만 세끼 밥을 고봉으로 먹는 사람'도 있습니다. 정제된 흰쌀은 탄수화물 덩어리로, 스낵 과자를 먹는 것과 다를 바 없습니다. 게다가 반찬으로 염분을 섭취하게 되어 염분 과잉으로 몸이 붓고 야간 빈뇨를 일으키게 됩니다.

밥을 좋아하는 사람은 반찬을 1.5배의 양으로 먹고 밥을 절반 이하로 줄여보세요. 이때 납작보리나 잡곡을 섞어 밥을 지으면 식이섬유가 늘어나 혈당치의 급상승을 다소 억제할 수 있습니다. 작은 그릇으로 고봉밥을 먹으면 포만감을 쉽게 얻을 수 있으므로 작은 밥그릇이나 작은 접시로 바꾸는 것도 좋습니다.

그럼 반대로 조금은 먹어도 괜찮은 탄수화물 식품에는 어떤 것이 있을까요? 그것은 **고구마와 옥수수를 제외한 뿌리채소, 요리에**

| 흰쌀은 탄수화물 덩어리. 반찬과의 균형이 중요하다 |

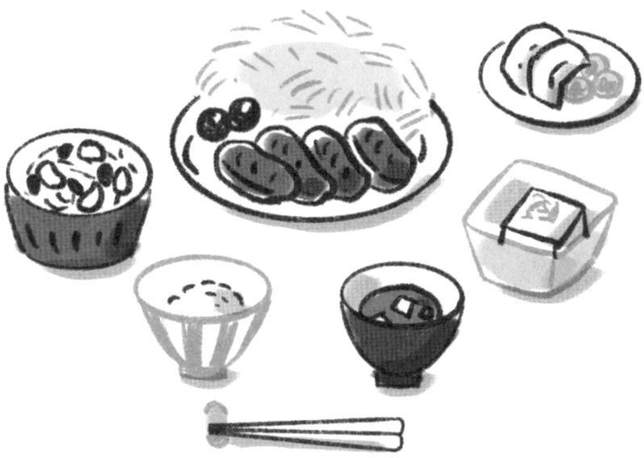

양념으로 쓰는 흰설탕, 첨채당(사탕무로 만든 설탕 - 옮긴이), 꿀 등입니다. 하지만 이것들도 주의가 필요합니다.

무한정 먹어도 되는 것이 아니라 요리의 맛을 맞추기 위해 사용하는 범위 내에서만 허용되므로 끊고 싶은 것 대신 이것을 다량으로 먹으면 안 됩니다. 다른 중독이 생기게 되니까요.

또한 채소를 많이 먹는 것은 좋지만, 안타깝게도 요즘 채소는 품종 개량으로 당도가 높고 부드럽고 껍질도 얇아지고 있습니다. 농약 문제도 있지요.

식이섬유와 영양소가 풍부하고 씹는 맛이 있는 채소지만 이제는 쉽게 일반 슈퍼에서 좋은 채소를 구하기 어려워졌습니다. '무조건 채소를 많이 드세요!'라고 말할 수 없는 시대가 되어 버렸지요.

**챌린지 중 특히 제한해야 할 탄수화물 식품**

당이 든 캔커피, 주스, 아이스크림, 쿠키 등 구운 과자, 스낵 과자, 라면, 우동, 파스타, 소바, 소면, 빵, 흰쌀, 고구마, 감자, 옥수수, 알코올 음료 등

**소량이면 먹어도 되는 탄수화물**

잡곡, 과일, 요리에 양념으로 쓰는 설탕, 꿀, 첨채당 등

## 0-8 | 버리거나 준다

STEP1에 들어가기 전까지 피하고자 하는 식재료를 가능한 한 집에서 없애기 바랍니다. 끊으려고 하는 것을 눈앞에 두는 것은 자신에게 일부러 심술을 부리는 것과 같습니다.

평소 간식을 비축해 두는 장소가 있다면 다른 것을 넣는 장소로 바꾸세요. 찾아 헤매는 일이 없도록 식기나 조리기구 등 음식

이 아닌 것을 두는 장소로 만들어도 좋습니다.

우리 집에는 더 이상 간식이 없다고 머리에 입력시키는 것이 중요합니다. 끊고 싶은데 아직 집에 간식이 남아 있다면? 그럴 때를 위해 '준비 기간'이 있는 것입니다. 챌린지를 시작하기 전까지 천천히 맛을 음미하고 소중히 먹는 것은 어떨까요?

이 책을 읽고 '스낵은 더 이상 먹고 싶지 않다'라고 생각했다면 과감히 버리세요. 음식을 낭비하는 꼴이 되지만 **당신의 몸에 필요하지 않은 것이라면 몸을 상하게 하면서까지 먹을 필요는 없습니다.**

만약 선물로 간식을 받았다면 포장지를 열지 말고 그냥 누군가에게 주세요.

## 0-9 | 보지 않고, 말하지 않고, 듣지 않는다

중독 상태에 있을 때는 약간의 계기만 있어도 그것을 먹고 싶다고 생각하게 됩니다.

계기를 만들지 않는 방법은 3가지입니다.

일단 **첫 번째는 보지 않는 거예요.** 예컨대 전병을 좋아한다면 슈퍼마켓의 과자 코너에서 전병을 발견하고 무심코 바구니에 넣어 버릴지도 모릅니다. 샀다면 아마 당신은 먹게 될 겁니다.

그렇게 되지 않기 위해서는 과자 코너에 가까이 가지 않는 것이 상책입니다. 편의점에서도 마찬가지입니다. 살 생각이 없었는데 그 앞을 지나다가 덜컥 사 버린 경험이 있다면 이 챌린지 기간 동안은 그 구역을 지나가지 마세요. 가게에 들어가기 전부터 지나갈 경로를 정해 두면 확실합니다.

**두 번째는 끊고 싶은 음식의 이름을 말하지 않는 것입니다.** "나 도넛 진짜 좋아하는데 다음 주부터 간식 안 먹기 챌린지를 시작하니까 도넛은 끊을 거야! 근데 그 새로 나온 도넛 꽤 맛있을 것 같지?" 이런 식으로 끊고 싶은 음식의 이름을 언급하다 보면 탐구 호르몬인 도파민이 분비되면서 뇌는 '그것을 먹는 모드'로 들어가게 됩니다. 끊고 싶다면 말하지 마세요.

**세 번째는 안 듣는 거예요.** TV나 유튜브 등 영상을 보면 맛있는 간식에 대한 정보를 듣기 싫어도 듣게 됩니다. 디저트가 나올 만한 TV나 동영상은 일체 보지 않고 간식에 관한 정보를 멀리하세요. 먹고 싶은 마음과 갈등을 겪지 않아도 됩니다.

이 세 가지 중에서 '안 보기, 안 듣기'는 가족이 간식을 먹는다면 조금 어려울 수 있습니다. 그럴 때는 가족에게 도움을 받으세요. "간식 두는 곳을 바꿀게." "혹시 사 오면 내 눈에 띄지 않게 도와줄래?"라고 부탁하거나 챌린지에 함께 하도록 권유해 보는 것도 좋습니다.

가족이나 친구와 함께 살고 있다면 협조를 구하는 것이 매우 중요합니다. 금연이나 금주와 마찬가지로 처음에는 조금 짜증이 날 수도 있습니다.

가능하면 눈앞에서 맛있어 보이는 간식을 먹지 말아 달라고 부탁하고, 이 챌린지를 반드시 성공하고 싶다고 미리 얘기해 두세요.

## 0-10 | 쓰기 시트

- 현재 체중(kg) ____________________
- 키(cm) ____________________
- BMI = 체중(kg) ÷ (키(m) × 키(m)) ____________________

- 탈 간식의 장점 5가지

1 ____________________

2 ____________________

3 ____________________

4 ____________________

5 ____________________

- 시작일

_______ 년 _____ 월 _____ 일

- 응원해 줄 만한 사람은? ____________________
- 챌린지에 함께 해 줄 만한 사람은? ____________________

• **기록하는 장소**

□ 벽걸이 · 탁상 달력

□ 스마트폰 달력

□ 습관화 앱

□ 수첩

□ 기타

• **끊고 싶은 간식을 완전히 처분하는 날 / 두는 장소를 이동하는 날**

________ 년 ______ 월 ______ 일

STEP 1

## DAY 1 - DAY 7
## 먹고 싶은 마음을 극복한다

드디어 '탈 간식 챌린지'의 본격적인 출발입니다. 이미 준비는 되어 있으니 아무것도 할 일이 없습니다. 그냥 간식을 먹지 않으면 됩니다. 격렬한 운동을 할 필요도 없고 특별한 요리를 만들 필요도 없습니다.

다만 한 가지 유의할 것은 먹고 싶은 마음이 생겼을 때 몸의 반응과 마음의 움직임을 신중하게 알아차리는 것입니다. 먹고 싶은 마음이 생겼을 때 어떻게 그것을 잘 극복하느냐가 성공의 열쇠입니다.

지금부터 먹고 싶은 마음을 어떻게 극복하는지 소개해 드리겠습니다.

## 1-1 | 스위칭법

간식이 먹고 싶다는 생각이 들었을 때 무작정 참으면 스트레스를 받습니다. 이렇게 해서는 챌린지를 계속하기 어렵습니다.

편하게 탄수화물을 제한하기 위해서는 대신 입에 넣을 것을 준비해 두세요. 그러면 짜증이 덜 나지요. 참는 것이 아니라 음식을 스위치(바꾸는)하는 것뿐입니다. 여기서 중요한 것은 몸에 가능한 한 탄수화물을 넣지 말 것, 단맛이 느껴지지 않는 것을 선택할 것 등입니다.

먹고 싶은 욕구를 충족시키면서도 몸에서 탄수화물이 빠져나가기 때문에 '몸의 탄수화물 중독'을 개선할 수 있습니다.

**'몸의 탄수화물 중독'이란 혈당치의 급강하로 인해 몸이 당을 원하는 상태가 되는 것**입니다. 당이 들어오지 않으면 혈당치가 계속 낮은 상태를 유지하므로 내려갈 때의 '부족해진다!'라는 위기감이 생기지 않습니다.

이때 '소량이라면 혈당치도 별로 안 오르겠지' 하는 생각에 달콤한 간식을 아주 조금 먹으면 부족하다는 느낌이 들면서 만족할 때까지 계속 먹게 되는 경향이 있습니다.

STEP 1에서는 아직 몸이 당을 원하는 상태에서 완전히 벗어나지 못했기 때문에 단것이 아닌 것을 통해 만족감을 얻도록 하세요.

입에 무언가 들어가는 감각, 씹는 감각, 미각을 자극함으로써 욕구를 충족시켰다는 느낌을 얻을 수 있습니다.

그럼 스위칭법에서는 어떤 재료를 선택하면 좋을까요?

### 추천하는 스위칭 식재료

코코넛 오일을 넣은 음료(커피, 수프, 차 등)

아몬드, 캐슈넛, 호두, 땅콩 등 견과류

볶은 검은콩

치즈, 무설탕 요구르트

오샤부리 다시마(다시마를 잘게 잘라 양념을 가미해 볶은 것 - 옮긴이)

프로틴 드링크, 프로틴바(단맛이 적은 것)

아보카도

작은 생선

챌린지를 시작하기 전에 여러 종류의 스위칭 재료를 구입해 두는 것이 좋습니다. 여러 종류를 준비하는 데는 이유가 있습니다. 탄수화물을 적게 섭취하는 대신 스위칭 식재료를 과잉 섭취하는 현상이 흔하게 나타나기 때문입니다.

좋아하는 맛을 먹거나 씹으면 행복하지만 지나치면 역효과를 낳습니다. 이를테면 과자는 끊었는데 아몬드에 빠졌다고 생각해 보세요. 양질의 기름과 단백질이 들어있는 견과류이지만 매일 한 봉지씩 먹는다면 어떨까요?

명백한 과잉 섭취이며 심리적으로 의존하는 상태가 됩니다. 집에 아몬드가 없으면 불안해지고 쇼핑을 가면 항상 견과류 매장에서 아몬드를 사 모으게 되죠. 항상 옆에 있어야 하고 없으면 불안해지는 것은 행복한 상태라고 할 수 없습니다.

중독과 과도한 욕구는 반드시 고통을 낳기 때문이죠. 어렵게 탄수화물 중독에서 해방되었으니 또 다른 중독에 빠지지 말고 '간식이든 견과류든 없어도 괜찮은 상태'로 만드시기 바랍니다. 맛있어서 자기도 모르게 한 봉지를 다 먹어 버린 경험이 있는 음식은 스위칭 재료로 적합하지 않습니다. **씹으면 맛이 느껴지고, 먹는 데 시간이 조금 걸리는 것이 이상적**입니다.

## 1-2 | 스트레스성 섭취를 알아차리는 연습

지금까지의 당신을 되돌아보세요. 뭔가 먹고 싶은 마음이 생기면 어떤 행동을 하셨나요? 간식이 있는 곳을 향해 걸어가 간식을 손에 들고 앉거나 선 채로 게걸스럽게 먹지 않으셨나요?

당시 상황을 한 컷씩 곰곰이 떠올려 보며 그때의 감정과 생각에 대해 알아차리는 연습을 해보세요.

먹고 싶다는 생각이 들기 전에는 어떤 일이 있었나요? 주로 퇴근 후, 회의 후, 거래처를 방문한 후, 저녁 식사 정리가 끝난 후 등 '긴장에서 해방되었을 때'가 많을 것입니다. 그 밖에는 짜증이 나서 마음을 진정시키고 싶을 때, 우울할 때, 외로울 때 등이죠.

스트레스를 받으면 먹고 싶어지는 감각은 누구라도 자연스레 알 수 있습니다. 하지만 **언제 어떻게 '먹고 싶다!'는 충동이 일어나고, 그 충동에 대해 어떻게 반응하고 행동으로 옮기는지는 세밀하게 관찰하지 않습니다.**

이제부터는 그 감정에서 오는 행동을 잘 관찰하고 자신의 간식 섭취 패턴을 유심히 살펴봅니다. 미호 씨(가명·30대)는 회사에서 경리직을 맡고 있습니다.

월말이 되면 일이 평소의 2배 이상으로 늘어나 긴장과 불안과 짜증을 느낍니다. 그럴 때는 귀가 중 특별한 용무가 없는데도 편의점에 들러 냉장 디저트 매대로 향합니다. 좋아하는 롤케이크를 사서 집으로 돌아와 스마트폰을 보면서 자기도 모르게 다 먹어치웁니다.

| 왜 먹고 싶어지는지를 이해합시다 |

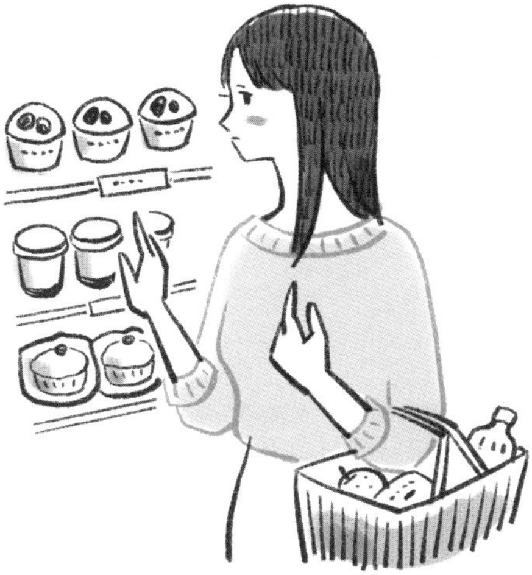

이 사례만 보면 미호 씨가 롤케이크를 먹은 것이 월말의 업무 스트레스 때문인지 아닌지 명확히 알 수 없습니다. 그럼 미술관에서 돌아오는 길이었다면 어땠을까요? 흡족한 기분으로 집으로 향하고 있을 때는 편의점 앞을 지나가도 '디저트를 먹고 싶다!'라는 마음이 특별히 생기지 않을 수 있습니다.

이와 같이 그 전에 어떤 행동을 했느냐에 따라 마음이 달라지는 경우가 종종 있습니다. 사람마다 먹게 되는 계기와 먹고 싶은 것도 각자 다릅니다. '이유 없이 뭔가를 먹고 싶어지는 장면'을 최대한 많이 기록해 두면 패턴이 명확해집니다.

작은 노트를 준비해 3일 정도 메모해 보세요. 실제로는 먹지 않고, 먹고 싶다는 생각만 들었을 때도 메모해 보세요.

메모 사항은 날짜, 시간, 먹은 것(실제로 먹지 않았다면 ○ 표시), 어떤 상황(퇴근길, 온라인 회의 중 쉬는 시간, 막간, 저녁 식사 후 등) 등 네 가지입니다.

## 1-3 | 먹고 싶어지는 계기 목록 만들기

기록이 쌓이면 그 메모를 차분히 점검해 보세요. '어떤 상황' 부분에 쓴 것이 당신이 간식에 손을 대는 계기입니다.

짜증, 피로, 무료함, 기분 침체 등 심신이 스트레스를 느끼고 있을 때가 많지 않으신가요? **부정적인 감정뿐만이 아닙니다. 기분이 고양되어 있을 때도 간식을 먹고 싶어집니다.**

영화를 보러 갔을 때 눈에 들어오는 팝콘이나 핫도그, 친구들과 외출했다가 발견한 신상 디저트, 손꼽아 기다리던 동영상이나 드라마를 볼 때 준비하는 좋아하는 간식 등, 기쁠 때나 즐거울 때도 간식과 함께 하고 싶어집니다.

이왕이면 최대한으로 즐기고자 하는 심리가 작용하기 때문입니다. 이것을 '최대 효과의 추구'라고 하는데, 지금 이대로도 충분히 즐겁지만 더욱 즐길 수 있다는 생각에 다른 즐거운 것을 찾는 심리 현상입니다. 기분이 고양되어 있으면 마음이 대담해지고 판단이 느슨해지는 것도 이유 중 하나입니다.

여담이지만 사실 이 '최대 효과의 추구'는 만족도와 행복도를 떨어뜨립니다. 본래의 즐거움에 의식을 집중하지 못하기 때문입니다.

영화를 보기 전에 팝콘을 사러 갔는데 상영시간이 다 되어도 긴 줄이 줄어들지 않아서 사는 걸 포기했다고 가정해봅시다. 본래는 영화를 보는 것만으로 만족했을 텐데, 이제는 팝콘을 먹고 싶었다는 아쉬움을 강하게 느낄 수도 있습니다. 이것저것 다 욕심내고 있는 마음을 알아차리게 되면 필요 이상으로 간식을 먹지 않게 될 것입니다.

피로나 분노 등의 부정적인 감정도, 설렘이나 즐거움 등의 긍정적인 감정도, 구체적으로 어떤 것이 계기가 되어 간식을 먹어왔는지 검증해 보면 다음에 같은 상황이 되었을 때 객관적으로 자신의 행동을 볼 수 있게 됩니다.

## 1-4 | 다 먹은 후의 나, 내일의 나

그럼 실제로 간식을 먹었을 때의 몸과 마음의 반응을 떠올려 보겠습니다. 어느 날 당신은 직장에서 고객에게 들은 말 때문에 매우 화가 났습니다. 집에 돌아온 후에도 화가 가라앉지 않자 짜증스러운 마음을 어떻게든 해보려고 전병 봉지를 뜯어 전부 다 먹어버렸습니다. 자, 당신의 기분은 어떻게 되었을까요?

텅빈 전병 봉지를 바라보다 봉투 뒷면에 적혀 있는 '100g당 탄수화물 47g'이라는 표시를 보고서는 '이렇게나 먹어버렸다……'는 죄책감이 생길지도 모릅니다. 손은 소금과 설탕과 기름으로 끈적끈적해 불쾌감이 듭니다.

다 먹고 30분쯤 지나면 배가 묵직하고 몸은 나른해집니다. 저녁을 만들거나 목욕을 하는 것도 귀찮아져서 스마트폰만 멍하니 보고 있는 사이에 시간이 흐르고 늦은 시간 잠자리에 들게 됩니다.

다음날 아침 일어났을 때 컨디션은 어떨까요? 밤에 간식을 많이 먹으면 수면 중 혈당이 요동치기 때문에 호르몬의 균형이 깨져 얕은 잠을 자기 쉽습니다. 그러면 아침에 개운하게 눈뜨기 어려워집니다. 아침에 체중계에 올라갈 때 불안해지고 늘어난 몸무게를 보면 자신에게 실망하게 됩니다.

나빠진 기분을 풀어보려고 좋아하는 전병을 먹었는데 먹은 직후 행복을 느끼기는커녕 죄책감을 느끼고, 그 후 심신의 불편한 상태가 다음날 아침까지 이어집니다. 잠을 푹 자지 못하면 컨디션이 나빠져 하루 종일 영향을 미칩니다.

조금 과장된 것이 아닌가 생각하실 수도 있지만, 간식을 과잉 섭취하면 영양 균형을 무너뜨려 쉽게 살이 찔 뿐만 아니라 수면과 정신적인 불편함의 원인이 되기도 합니다.

짜증이 나서 간식이 먹고 싶어질 때, 잠깐 멈추고 먹은 후 자신의 상태를 상상해 보기 바랍니다.

상상할 때는 아래의 네 가지 질문을 해보세요.

"다 먹고 나면 어떤 기분이 들까?"

"먹고 나서 30분 후, 어떤 몸 상태가 될까?"

"다음 날 아침 어떤 기분으로 잠에서 깰까?"

"이렇게 게걸스럽게 먹고 있는 내 모습을 다른 사람에게 보여줄 수 있을까?"

## 1-5 | 이상적인 메뉴

아침 식사는 체내 시계를 조정하고 호르몬의 균형을 조절하는

데 중요한 역할을 하지만 많은 영양을 섭취할 필요는 없습니다.

저는 코코넛 오일 커피와 육수 오일 스프로 해결하는 경우가 많습니다. 낮에는 코코넛 밀크 스무디에 프로틴과 베리류를 넣고 밤에는 생선이나 달걀, 고기 등을 중심으로 한 식사를 합니다.

중요하게 생각하는 것은 **질 좋은 오일과 단백질을 많이 섭취하는 것**입니다. 특히 기름 섭취 방법에는 신경을 쓰고 있습니다. 가열해도 산화되지 않고 편리한 것은 역시 코코넛 오일입니다.

좋은 기름이라도 산화되면 몸을 노화시킵니다. 아마씨유 등의 오메가3라고 불리는 기름은 몸에 좋지만 가열 조리하면 역효과가 나므로 샐러드, 차가운 요리, 음료 등에 뿌려 사용합니다.

고지질, 고단백질, 저탄수화물의 균형 잡힌 메뉴를 몇 가지 소개해 드리겠습니다. 취향에 따라 채소 요리도 늘리시기 바랍니다. 기본적으로 밥은 먹지 않지만, 먹는다면 납작보리 등을 섞어 식이섬유를 늘리면 장내 환경이 좋아지고 당 흡수도 완만해집니다.

**패턴 1** | 커피와 수프에 코코넛 오일이나 버터를 한 스푼 넣은 것

**패턴 2** | 달걀 1~2개에 치즈를 넣은 오믈렛, 그릭 요거트

**패턴 3** | 코코넛 밀크에 베리류, 소송채, 감귤류 등을 넣은 스무디

**패턴 4** | 구운 연어, 두부에 올리브 오일과 소금을 뿌린 것

패턴 5 | 참치캔 또는 고등어캔과 양배추 코코넛 오일 볶음

패턴 6 | 잎채소 샐러드에 수란, 김, 참깨, 올리브 오일, 소금을 뿌린 것

패턴 7 | 아보카도, 삶은 달걀, 치즈, 잘게 썬 아몬드 샐러드에 발사믹 식초를 뿌린 것

## 1-6 | 오감 훈련으로 한입 맛보기

식사를 할 때 오감 훈련을 시도해 보세요. 한입의 맛이 깊어지고 먹는 기쁨이 커집니다. 달콤한 탄수화물을 섭취하지 않고도 재료의 맛을 최대한 느낄 수 있다면 대만족하게 될 것입니다.

### 준비

일단 테이블 위에 핸드폰이 있으면 치웁니다. 신문이나 잡지, 서류 등도 보이지 않는 곳으로 옮깁니다. 그리고 현재의 공복 상태를 확인합니다. 배가 고프면 많이 먹으면 되고 배고프지 않으면 다 먹을 필요는 없습니다. 지금부터 먹게 될 식사 전체를 보고 무엇부터 먹을지 선택하세요.

**보기**

하나의 식재료를 젓가락 등으로 들어 올려 관찰합니다. 색깔, 질감, 윤기 등.

**냄새 맡기**

식재료의 향을 즐깁니다.

**혀로 느끼기**

입에 넣으면 바로 씹지 말고 식재료를 혀로 확인한 후 천천히 씹기 시작합니다.

**맛보기**

씹을 때마다 맛이 달라지는 것을 느낍니다. 눈을 감으면 한층 더 맛을 제대로 느낄 수 있습니다.

**듣기**

씹을 때 나는 소리를 듣습니다. 삼키는 소리도 들어보세요.

삼키고 난 후 배가 조금 무거워진 것을 느껴 보세요.

이렇게 오감 전체를 활용해 처음 한 입을 느긋하게 먹는 연습을 계속합니다. 전부 이런 식으로 먹을 필요는 없습니다. 첫 한 입만 하면 됩니다. 너무 열심히 하면 시간이 오래 걸려 하기 싫어지거나 질릴 가능성이 높습니다.

보기, 냄새 맡기, 혀로 느끼기, 맛보기, 듣기의 다섯 가지 포인트를 확인하면서 식사의 시작을 즐기면 감각이 예민해지고 점점 '단맛을 필요로 하지 않는 몸'을 만드는 데 도움이 됩니다.

## 1-7 | 무심코 먹었을 때가 바로 뇌를 바꿀 기회

다양한 방법으로 먹고 싶은 마음을 이겨내려 노력하지만 자기도 모르게 먹어 버리는 경우가 가끔 있습니다.

21일 동안 간식을 전혀 먹지 않는 것이 가장 좋겠지만, 먹었다고 해도 그것을 단순한 실패로 만들어 버리면 아깝겠죠. **실패를 배움으로 활용하면 됩니다.** 이 챌린지 기간은 배움의 기간입니다.

- 무엇이 계기였을까?

"직장에서 받은 과자 선물을 그 자리에서 덥석 먹어버렸다."

- 그때의 심리 상태는 어땠나?

"맛있어 보였다!"

- 어떤 감정이 들었나?

"죄책감"

- 스스로에게 어떤 변명을 했나?

"모처럼 주는 건데 기쁘게 받지 않으면 실례다"

- 먹기 전에 머리에 스친 생각은?

"아, 챌린지는 실패군"

- 먹을 때 맛은 보았나?

"처음 한입은 맛을 봤다. 그 다음은 수다를 떨면서 먹었기 때문에 맛을 기억하지 못한다"

- 다 먹었을 때 느낀 것과 생각한 것은?

"배가 묵직하다"

- 챌린지 전과 비교해서 어떤 차이가 있었나?

"너무 달게 느껴졌다. 지금까지는 간식 한 개 정도로 배가 묵직하다고 생각한 적이 없었다."

이처럼 챌린지 중 먹었기 때문에 깨닫게 되는 마음의 작용, 미각이나 신체 감각의 변화가 있습니다. 며칠만이라도 간식을 먹지 않고 생활하다 보면 미각이 변합니다. 단것을 오랜만에 먹으면 단맛을 강하게 느끼는 경우가 있습니다. 이전에는 미각 수용체가 단맛에 익숙해져 감지 능력이 무뎌져 있었던 것입니다.

무심코 먹은 덕분에 본래의 미각을 되찾아 가고 있음을 깨달을 수 있습니다. 후회하고 자신을 탓하기만 한다면 그것은 단순한 실패에 그치고 맙니다. **원인, 감정, 사고, 몸과 마음의 변화를 제대로 깨닫고 배움으로 삼는 것이 전화위복의 현명한 태도**입니다.

## 1-8 | 치팅 데이의 개념

치팅 데이란 규칙을 깨고 좋아하는 것을 먹어도 되는 날을 말합니다. 치팅 데이는 만들지 않는 게 가장 좋습니다. 제5장 초반에 말씀드렸듯이 먹지 않는 기간이 길어질수록 중독에서 벗어나기 쉬워집니다. 그래서 도중에 먹어 버리면 처음부터 다시 시작해 시동을 걸어야 합니다.

담배를 피우는 사람이 3일 동안 담배를 끊었다고 칩시다. 그리고 오랜만에 한 대를 피우면 어떻게 될까요? “역시 담배는 맛있어!”라며 쾌감이 더욱 강렬해지고 매력적으로 느끼게 됩니다. 갈망이 강할 때 먹는 단것은 최고의 기쁨을 가져다줄지도 모릅니다. 그래서 단번에 도전 의욕을 잃게 될 가능성도 있습니다.

그러나 저는 일부러 치팅 데이를 만들어도 좋다고 생각합니다. 연구에서도 **치팅 데이가 당뇨병 환자의 식사 제한 목표 달성률을 높였다**는 결과가 있습니다.

먹어버렸을 때의 자신에 대한 자책과 비판을 예방할 수 있고 자신감을 유지할 수 있기 때문입니다. ‘연속해서 달성하지 않으면 의미가 없다!’고 자신에게 강한 압박을 가하면 연속적인 성공이 중단되었을 때 강한 좌절감을 맛보게 됩니다.

실패했다는 실망스러운 감정은 자신에 대한 비판과 불신감을 가져옵니다. 자신에 대해 부정적인 감정을 반복해서 느끼게 되면 도전하기 싫어지고 의욕이 없어집니다.

금욕주의적인 챌린지는 즐겁지도 않을 뿐더러 좌절의 근원이 됩니다. 먹어버렸을 때 ‘오늘은 치팅 데이였다고 치자’라는 변명을 허용하고 여유를 갖게 하기 위한 방법인 것입니다.

치팅 데이에서 조심해야 할 것이 있습니다. 고삐가 풀린 것처럼 '오늘은 치팅 데이니까 이것 저것 다 먹어버리자!'라고 하거나 봉지를 열었다 하면 한 번에 전부 먹어치우는 경우가 있습니다.

이러한 폭식은 그 후 심한 후회와 체중 증가를 초래할 수 있습니다. 그렇게 되면 자신을 비판하는 마음이 생깁니다. 이 챌린지의 치팅데이는 자신을 몰아붙이지 않고 즐거운 마음을 유지하기 위한 도피처 같은 것입니다. 아무거나 실컷 먹어도 되는 날이 아니라는 것을 기억하시기 바랍니다.

참고로 **초콜릿 5개를 먹을 때보다 1개를 먹을 때 더 맛있게 느껴진다**는 사실을 아시는지요? 조금뿐이라고 생각하면 차분히 느끼면서 맛을 음미할 수 있습니다. 초콜릿을 먹을 때 색깔, 향기, 맛 등을 신중하게 느끼며 먹으면 뭔가를 하면서 먹었을 때보다 행복도가 높아진다는 연구 결과도 있습니다.

단것이나 간식을 먹을 때는 적은 양을 시간 들여 소중히 음미하는 것이 치팅 데이를 효과적으로 활용하는 포인트입니다.

## 1-9 | STEP 1의 기록 시트

**• 스위칭법으로 사용하는 식재료 5가지**

1 ______________________________

2 ______________________________

3 ______________________________

4 ______________________________

5 ______________________________

**• 스트레스를 알아차리는 메모**

______________________________

______________________________

______________________________

**• 먹고 싶을 때 하는 4가지 질문**

" 다 먹은 후 어떤 기분이 들까?"

" 먹고 나서 30분 후, 어떤 몸 상태가 될까?"

" 다음 날 아침 어떤 기분으로 잠에서 깰까?"

" 이렇게 게걸스럽게 먹고 있는 나 자신을 좋아할 수 있을까?"

- **STEP 1에서 얻은 깨달음**

---

---

---

- **먹고 싶은 마음이 고조되었을 때의 메모**

날짜, 먹은 시간

먹은 것 (먹지 않았다면 ○)

어떤 상황

**[ 예 ]**

10월 10일 저녁 8시

쿠키 3개

저녁 식사 후 뒷정리 하기 전, 뭔가 부족해서 먹었다.

STEP 2

# DAY 8 - DAY 14
# 간식 없이도 잘 살기 위하여

## 2-1 | 컨디션 만들기가 성공의 지름길

강한 의지를 품고 어떤 일을 시작해도 쉽게 좌절하는 때가 있습니다. 컨디션이 제대로 갖추어져 있지 않을 때 그렇습니다.

**수면 부족** : 충분한 수면을 취하지 않으면 전두엽의 기능이 떨어져 판단력과 자기 통제력이 저하됩니다.

**술 마실 때** : 알코올의 작용으로 대담해지고 의지를 관철하기보다 눈앞의 욕망을 우선하기 쉬워집니다.

**지질 부족** : 탄수화물을 제한하고자 하는 사람이 흔히 하는 실수는 기름도 제외하는 것입니다. 지질과 탄수화물 모두 똑같은 에너지원이므로 부족하면 쉽게 피로가 쌓입니다.

**피로는 큰 스트레스가 되고 단것을 먹고 싶어지는 원인**이 됩니다. 게다가 지질이 부족하면 여성 호르몬이나 남성 호르몬을 운반할 수 없어 기분 침체나 짜증을 일으키기도 쉽습니다.

**비타민과 미네랄 부족** : 비타민 B군이 부족하면 정신 상태가 불안정해지기 쉽습니다. 칼슘, 마그네슘, 철분이 부족해도 쉽게 불안해집니다.

**혈당이 급격히 떨어지고 있을 때** : 짧은 시간에 탄수화물을 많이 섭취하면 일단 혈당치가 올라간 후에 급격히 떨어집니다. 이 급강하 시기에 졸음, 불안, 단것에 대한 갈망이 생기기 쉽습니다.

**갈증** : 몸은 영양분 부족과 목마름의 신호를 혼동하는 경우가 있습니다. 먹고 싶은 것이 아니라 몸이 수분을 원하는 것일 뿐인데 간식을 먹어 버리는 경우도 있습니다.

**염분 과다 섭취** : 갈증은 수분 보충이 부족할 때뿐만 아니라 염분을 과다 섭취했을 때도 느낍니다. 염분을 섭취하면 체내 염분 농도를 일정하게 만들기 위해 수분을 더 많이 섭취해야 하므로 부종과 체중 증가로도 이어질 수 있습니다.

**운동 부족** : **앉아 있는 시간이 너무 길거나 낮에 활동량이 적으면 뇌 호르몬의 균형이 깨져 마음이 불안정**해집니다. 사소한 일로 쉽게 짜증이 나고 불안해지기 때문에 뇌는 스트레스를 느끼고 스트레스를 해소하기 위해 먹게 되는 악순환이 발생합니다.

**햇빛 부족** : 햇볕을 받지 않으면 세로토닌 호르몬이 부족해져 스트레스에 과민한 뇌 상태가 됩니다. 수면의 질도 나빠지므로 다음날 컨디션도 나빠집니다.

**과도한 긴장** : 긴장은 교감신경이 활발해져 있는 상태입니다. 이 상태에서는 음식에 쉽게 반응한다고 알려져 있습니다. 음식을 먹어 교감신경의 과도한 활동을 완화하고 몸의 균형을 유지하려는 것이죠.

예컨대 회의 때 발표처럼 최고조로 긴장된 상태에서는 음식을 먹고 싶은 마음조차 들지 않지만, 긴장 상태에서 해방되면 한시라도 빨리 안정된 상태가 되기 위해 단것을 원하게 됩니다.

**중압감을 느끼고 있을 때** : 책임 있는 일을 맡아서 불안을 느낄 때 뇌는 그 스트레스를 없애기 위해 단것을 먹어 쾌락 중추를 자극하려고 합니다.

**피하고 싶은 무언가가 있을 때** : 과제가 많은데 아직 손을 못 대고 있을 때는 현실에서 눈을 돌리고 싶어집니다. **쉽게 하는 도피 행동 중 하나가 간식**입니다. 먹는 쾌락에 열중하는 동안 조금이나마 싫은 것을 잊을 수 있습니다.

**화를 품고 있을 때** : 누군가에 대해 분노의 감정이 있으면 뇌는 강한 스트레스를 느낍니다. 그 **불쾌한 감정을 없애려고 간식을** 먹게 됩니다.

'탈 간식 챌린지'를 성공시키기 위해서는 먹지 않겠다고 결심하는 것뿐만 아니라 이처럼 컨디션을 무너뜨리는 원인에 대해 잘 알고 대책을 세워두어야 합니다.

## 2-2 | 7시간 수면하기

수면 부족을 해소하지 않으면 다른 무엇을 해도 컨디션이 좋아지지 않으므로 이 항목은 필수입니다. '3시간만 자도 충분하고 특별히 아픈 데도 없다'는 분도 있지만 수면시간이 5시간 미만이어도 심신에 지장을 주지 않는 '숏슬리퍼'라고 분류되는 사람은 인구의 1% 미만밖에 안됩니다.

당신이 그 1% 미만의 희귀한 인간형이라면 배불리 먹어도, 병원 대기실의 편안한 소파에서 1시간을 기다려도, 20분 동안 명상을 해도 졸리지 않을 것입니다. 수면 부족은 탈 간식 챌린지뿐만 아니라 뇌와 몸 전체에 불이익을 초래합니다.

수면 중에 이루어지는 뇌신경의 유지 보수 작업을 못하게 되므로 기억력과 주의력이 떨어집니다. 성장 호르몬 분비가 부족해지면 대사가 나빠지므로 자는 동안 소비해야 할 칼로리가 쌓여 살이 찌기 쉽습니다.

피부는 거칠어지고 흰머리가 늘어나고 쉽게 짜증이 납니다. 나폴레옹은 수면시간이 서너 시간 밖에 되지 않은 것으로 유명한데요, 그런 나폴레옹의 초상화를 보면 33세 때는 날씬했던 체형이 45세 때는 배가 나온 비만 체형으로 변해 있습니다.

| 건강의 기본은 수면. 전두엽을 충분히 쉬게 하세요 |

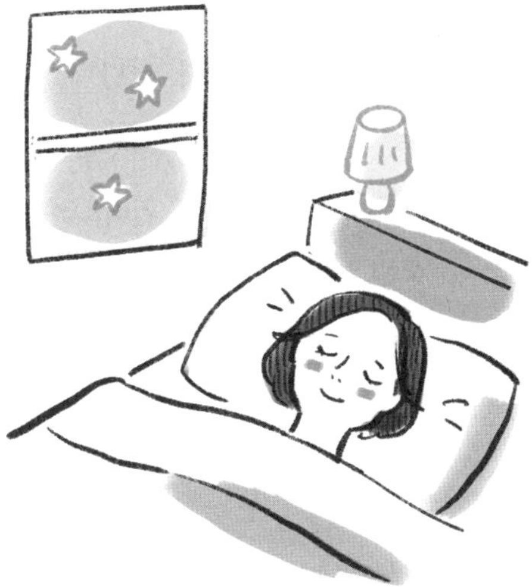

지금 하는 챌린지는 탈 간식이라는 새로운 식생활을 습관화하는 것입니다. 이 '평소와 다른 일을 하는' 행위를 뇌의 대뇌 기저핵이라는 부분이 싫어합니다. **대뇌 기저핵은 '평소와 다르다'고 느꼈을 때 어떻게든 이전의 생활로 돌아가려고 합니다.**

그럴 때 '아니야. 이건 이상적인 내가 되기 위해 필요한 거니까 의지를 관철하자'고 자신의 본래 목적을 향해 노력하는 힘을 주는 것이 전두엽입니다. 수면을 줄이면 전두엽의 기능이 저하됩니다.

수면이 6시간 이하인 사람은 장래에 치매에 걸릴 위험이 30%

상승하고, 4시간 수면을 5일만 계속해도 뇌는 우울증과 같은 상태가 됩니다.

전두엽은 자기 통제, 주의력, 기억력, 판단력, 문제 해결 능력, 계획의 수행 등에 깊이 관여하고 있습니다. **탈 간식을 편하게 성공하기 위해서는 전두엽의 기능을 최대한으로 끌어올리는 것이 중요**합니다. 수면시간을 7시간 미만으로 줄이면 수명도 짧아집니다.

만약 '잠자는 시간이 아깝다'는 생각을 하고 있다면 가능한 한 빨리 그 사고방식을 바꿔야 합니다. 잠을 줄여 일하거나 자기실현을 위해 노력하는 것은 매우 낡은 사고 방식입니다.

한 손에 에너지 드링크를 들고 밤새워 일하는 시대는 30년 전에 끝났습니다. 지금 세계에서 활약하는 엘리트 직장인, 운동선수, 배우 등 누구나 수면을 중요하게 여깁니다.

주식투자의 신으로 불리는 워런 버핏은 8시간 이상, 빌 게이츠는 7시간, 호리에 다카후미(일본의 일론 머스크로 불리는 IT 기업가, 베스트 셀러 작가-옮긴이)도 8시간 이상 잔다고 합니다.

일이나 좋아하는 것에 쓸 시간이 부족하다면 잠 이외에 시간을 낭비하는 곳이 없는지, 남에게 맡길 수 있는 일은 없는지 잘 생각하고 대책을 세워 보세요. 우선 수면을 최우선으로 삼아 일정을 짜고 깨어있는 시간을 효율적으로 사용하시기 바랍니다.

## 2-3 | 오일을 충분히 섭취한다

탄수화물을 줄인다면 그만큼의 지질을 섭취해야 에너지가 부족해지지 않습니다. 부족한 에너지를 보충하기 위해 단것에 대한 갈망이 생기는 것입니다.

지질을 충분히 섭취하는 것은 탈 간식으로 가는 지름길입니다. 공복이나 피로 같은 스트레스가 적으므로 쾌적하게 지낼 수 있습니다.

지질을 섭취하면 지방세포에서 '포만 호르몬'인 렙틴이 분비됩니다. 렙틴은 포만 중추인 시상하부에 작용해 식사량을 줄입니다. 지방이 잘 오른 고기 몇 장을 구워 먹고는 대단한 식사량이 아닌데도 배부르다는 느낌을 받은 적이 있으실 겁니다. 그것은 단순한 만복감이 아니라 지방 섭취로 인한 식욕 조절의 효과입니다.

그렇게 기름을 섭취하면 콜레스테롤이 높아져 몸에 나쁘지 않을까 생각할 수도 있습니다. 콜레스테롤이라고 하면 몸에 나쁜 것이라는 이미지를 갖는 경우가 많은데 콜레스테롤은 몸에 필요한 성분입니다.

다만 종류에 따라서는 나쁜 짓을 하는 녀석도 있습니다. LDL

콜레스테롤은 일명 나쁜 콜레스테롤이라고 불리는데, LDL 콜레스테롤에는 몇 가지 종류가 있으며 전부 나쁜 것은 아닙니다. 분자가 큰 것과 작은 것이 있는데 이 중 분자가 작은 LDL이 산화된 상태가 나쁜 것입니다.

일반적인 혈액 검사에서는 LDL이 다 같이 측정되기 때문에 수치가 높으면 나쁜 녀석들도 많을 것이니 좋지 않다고 판정합니다.

그 작은 LDL은 중성지방에 의해 혈관 벽으로 파고들어 동맥경화를 일으킵니다. 즉 중성지방을 늘리지 않는 것이 중요한 것입니다. 중성지방과 HDL의 비율이 2:1 정도면 문제 없지만, 중성지방의 비율이 그보다 높으면 조심해야 합니다.

**중성지방을 줄이기 위해 해야 할 일은 탄수화물과 알코올을 줄이는 것**입니다. 콜레스테롤이나 중성지방이 높다고 고기의 지방을 피하거나 달걀을 먹지 않을 필요는 없습니다. **줄여야 할 것은 간식과 빵, 면, 밥**입니다. 알코올까지 줄인다면 기름진 스테이크나 불고기를 먹어도 괜찮습니다.

그렇다고 모든 기름이 좋은 것은 아니므로 현명하게 선택하기 바랍니다. 적극적으로 섭취하는 것이 좋은 기름은 앞서 말한 대로 코코넛 오일, MCT 오일, 버터 등입니다. 코코넛 오일은 중쇄

지방산이 많이 들어있어 에너지로 즉시 대사되기 때문에 체내에 지방으로 축적되지 않습니다. MCT 오일이란 중쇄지방산만 추출해서 만든 기름입니다.

코코넛 오일과 버터는 열에 강하므로 식용유로 사용할 수 있습니다. 기름을 섭취할 때 반드시 주의해야 하는 것은 '산화'입니다. 산화는 몸의 세포를 노화시키고 다양한 질병의 원인이 됩니다.

기름은 종류에 따라 산화되기 쉬운 것이 있으므로 몸에 좋은 기름이라도 몇 개월 동안 사용하지 않거나 빛에 노출되거나 가열하면 모처럼의 장점이 산화로 사라져 버립니다.

산화하기 쉬운 기름은 아마씨유, 들기름, 올리브 오일 등입니다. 병이 녹색이나 검은색으로 차광되어 있는 것은 햇빛을 받으면 산화하기 쉽기 때문입니다.

이 오일들은 적극적으로 섭취해도 좋은 것들이지만 가열하지 않고 많이 섭취하는 데는 한계가 있으므로 식생활에서 오일을 많이 섭취하는 경우에는 역시 코코넛 오일이나 버터가 편리합니다. 늘 쓰는 식용유를 코코넛 오일로 바꾸거나 커피에 넣어 마시면 많이 섭취할 수 있습니다.

일반적으로 식용유로 흔히 쓰는 유채 기름이나 홍화씨 기름 등도 몸에 필요한 기름이지만 산화되기 쉽다는 단점이 있습니다.

그리고 오메가6라고 불리는 지방산을 많이 함유하고 있습니다. 오메가6는 적당히 먹으면 몸에 좋지만 너무 많이 먹게 되면 동맥경화의 원인이 됩니다.

오메가6와 오메가3의 비율이 중요합니다. 평소 빵이나 국수를 먹고 간식도 먹는다면 오메가6와 오메가3의 비율이 50대 1 정도가 되기도 하는데 이 비율을 최대한 일대일에 가깝게 만든다는 생각으로 오메가6를 줄이고 오메가3을 늘리도록 신경 써야 합니다.

외식이나 가공식품을 섭취하다 보면 자연스럽게 오메가6가 체내에 들어오므로 집에서 요리할 때는 노란색의 찰랑거리는 기름은 사용하지 않으면 됩니다.

저는 오일을 풍부하게 섭취하기 위해 코코넛 오일을 넣은 커피, 육수 오일 수프, 코코넛 밀크 스무디, MCT 오일을 뿌린 아보카도와 치즈 샐러드, 코코넛 오일로 조리한 음식을 먹습니다. 이 메뉴로 5g 이상의 지질을 섭취할 수 있습니다. 이 정도 섭취하면 공복을 느끼지 않고 단것을 먹고 싶다는 생각 없이 하루를 건강하게 지낼 수 있습니다.

## 2-4 | 단백질을 공급한다

단것에 대한 갈망을 없애기 위해서는 단백질 섭취도 상당히 중요합니다. 단백질은 호르몬의 원료가 되며 원활한 대사를 위해 비타민을 이용할 때도 없어서는 안 됩니다. **단백질이 부족하면 짜증이 나고 쉽게 살이 찝니다.**

근육을 만들기 위해서도 단백질 보충은 필수입니다. 근육량이 줄면 에너지를 만들어내는 공장의 미토콘드리아가 줄어들어서 금방 지치게 되고 결국에는 단것을 원하게 되는 악순환에 빠집니다.

단백질을 주로 저녁 식사 때 섭취하는 사람이 많습니다만 흡수할 수 있는 양이 정해져 있으므로 **한 번에 많이 먹기보다는 소분해서 섭취하는 것이 효율적**입니다.

매끼 챙겨 먹는 것이 너무 어렵다면 저녁 식사보다 아침에 몰아서 먹는 것이 근육량을 늘리는 데 도움이 된다고 합니다.

그런데 고기의 무게 = 단백질의 양이라고 생각하고 있지 않으신가요? 안타깝게도 100g의 삼겹살을 먹는다고 단백질 100g을 섭취할 수 있는 것은 아닙니다. 삼겹살 100g당 단백질의 양은 14g입니다.

식재료당 단백질 함유량이 어느 정도인지 기준을 알아두면 편리합니다. 닭가슴살 100g은 27g, 달걀 1개는 14g 정도의 단백질을 섭취할 수 있습니다.

동물성 단백질은 철분과 비타민 B군도 동시에 섭취할 수 있는 경우가 많으므로 고기와 달걀은 반드시 적극적으로 섭취하시기 바랍니다. 고기의 기름과 달걀의 콜레스테롤도 지질이므로 포만중추를 자극해 속이 든든하고 단것에 대한 갈망을 덜어줍니다.

## 2-5 | 아침 햇빛을 쬔다

간식을 먹는 그 순간에는 뭐라 말할 수 없는 행복감을 느낍니다. 살살 녹는 푸딩, 바삭바삭한 쿠키, 차갑고 진한 아이스크림…….

차가움이나 바삭한 감각, 강한 단맛은 매우 느끼기 쉬운 감각의 자극입니다. 쉽게 느껴지는 자극과 고양감이 합쳐져 우리 뇌는 간식의 포로가 됩니다.

행복을 느끼는 자극은 음식 이외에서도 얻을 수 있습니다. 그중 하나가 햇빛입니다. 강한 자극이 아니므로 알아차리기 어려울 수도 있지만, 기분이 언짢을 때일수록 오전 중의 기분 좋은 아침 햇살을 받으며 20분 정도 걸어보세요.

처음에는 미간에 주름을 잡고 있었더라도 20분이 지날 무렵에는 부드러운 표정이 되어 있을 것입니다. 햇빛을 쬐면 분비되는 세로토닌이 행복감을 가져다주기 때문이죠.

달콤한 간식처럼 순간적으로 얻을 수 있는 고양감의 경우 그 감각은 금방 사라집니다. 다 먹을 때쯤이면 원래 상태로 돌아가 있을 거예요.

하지만 햇빛을 쬔 후의 행복감은 금방 사라지지 않고 편안한 마음의 온기가 지속됩니다. 탈 간식 때는 이 행복감을 유지함으로써 짜증을 줄이고 간식에 대한 갈망을 조절할 수 있습니다.

## 2-6 | 걸음 수를 체크한다

컨디션 조절을 위해 걸어야 하는 이유는 걷기가 정신 상태를 양호하게 유지시킬 수 있기 때문입니다. 걷기와 마음 건강은 관계가 깊은데 **하루 걸음 수가 4천보 미만이면 우울증 위험이 올라갑니다.**

리드미컬하게 좌우의 발을 번갈아 내딛을 때 뇌에서 세로토닌이 분비됩니다. 이것은 흥분과 진정의 균형을 잡아주는 정신 안정 호르몬입니다.

| 적어도 하루 4천보는 걸으세요! |

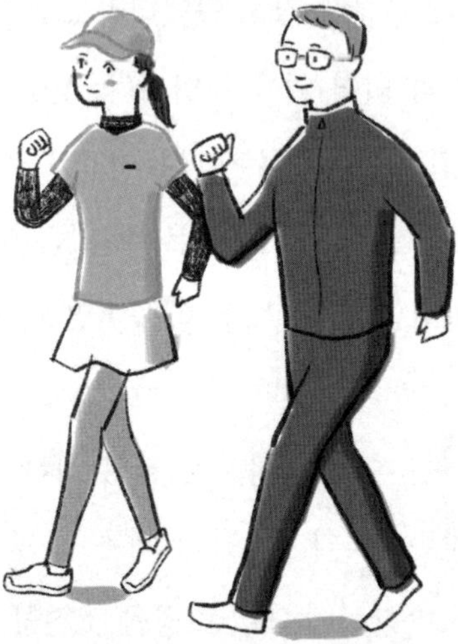

가만히 앉아 있는 동안에는 다리 대신 뇌가 일을 합니다. 뭔가를 생각하고, 보고, 듣고, 읽고, 말하고, 쓰면서 앉아 있는 동안 뇌를 풀가동시키기 때문에 정신적으로 피곤해집니다.

반면에 걷고 있을 때는 어떨까요? 걸으면서 생각을 할 때도 있지만 600개 이상의 근육을 써서 몸을 움직이므로 그만큼 뇌의 과도한 작용을 억제할 수 있습니다.

당신은 매일 얼마나 걷고 있습니까? 스마트폰으로 걸음 수를 체크하는 경우에는 옷 주머니에 넣어두고 집 안에서의 걸음 수까지 최대한 측정하기 바랍니다. 제일 확실한 것은 손목시계 타입의 웨어러블 단말기인데, 상당히 정확하게 자신의 활동량을 파악할 수 있습니다.

걸음 수가 4천보 아래로 떨어지는 날이 많다면 아침저녁으로 산책을 하거나 출퇴근과 휴식 시간에 걸음 수를 늘릴 수 있는 아이디어를 생각해 보세요. 엘리베이터 대신 계단으로 올라가기, 점심시간이나 귀가 후 10분 걷기 등 실천하기 쉬운 것부터 해 보고 그 결과 걸음 수가 얼마나 늘어나는지 체크하면 좋을 것입니다.

아침저녁 걷기를 할 때 어떤 코스를 걸어야 자신의 목표 걸음 수에 도달하는지 알아둔다면 정해진 코스가 생겨 습관으로 정착시키기 좋습니다.

## 2-7 | 미소로 자기 암시 하기

피곤하거나 힐링이 필요할 때 순식간에 기분을 편안하게 만드는 비장의 방법이 있습니다. 바로 미소를 짓는 것입니다. 노력하는 아이를 지켜보는 엄마처럼 따뜻한 눈빛으로 자신에게 미소를 지어보세요.

이것은 철학적인 이야기가 아닙니다. **미소를 짓는 것만으로 마음**

이 평온해진다는 것은 과학적으로도 입증된 사실입니다. 젓가락을 눕혀서 이로 물면 입꼬리가 올라가 미소 짓는 표정이 됩니다. 미소를 지으면 도파민 분비량이 늘어납니다. 도파민은 의욕이 있을 때 나오는 호르몬으로 마음을 긍정적으로 만드는 효과가 있습니다.

부정적인 생각이 반복적으로 떠올라 마음이 답답할 때는 즐겁지 않더라도 억지로 웃어보세요. 입꼬리를 조금만 올려도 금방 마음의 변화를 느낄 수 있을 것입니다.

누군가와 대화할 때도 입꼬리를 올려보세요. 화상회의 때는 자신의 얼굴을 볼 수 있으니 표정을 체크할 수 있는 절호의 기회입니다. 방심하고 있으면 입꼬리가 내려가거나, 화면을 응시하며 무서운 얼굴을 하고 있을지도 모릅니다. 그러면 '이 사람, 기분이 나쁜가'라고 상대방이 신경을 쓰거나 불쾌감을 느낄 수도 있습니다.

웃는 얼굴로 고개를 끄덕이는 사람이 함께 있으면 안정감이 생기고 긴장이 풀립니다. 인간관계를 좋게 유지하려면 웃는 얼굴로 있는 것이 매우 중요합니다. 만족스러운 인간관계는 행복도를 높이고 스트레스를 줄여줍니다.

가능하면 거울을 볼 때마다 자신에게도 미소를 지어보세요. 무표정한 나보다 웃는 내가 훨씬 더 예쁩니다. 최고의 미소를 지어 보이며 "응, 예뻐!"라고 자신을 칭찬하면서 더 기분 좋게 만들어 주세요. 긍정적인 마음이 되고 자신감이 넘쳐나는 것을 느낄 수 있을 것입니다.

## 2-8 | 코핑리스트 만들기

코핑(Coping)이란 스트레스를 완화하는 방법입니다. **다양한 스트레스 대처법을 준비해 두고 활용하면 스트레스를 줄여 힘든 기간을 단축**할 수 있습니다.

이를테면 좋아하는 음악 듣기, 영화 보기, 공원 걷기, 친구에게 전화하기 같은 마음을 안정시키는 행동을 하는 것도 코핑 중 하나입니다. 어떨 때 감정이 누그러지는지 자신이 좋아하는 행동을 적어 보세요.

사람마다 마음을 울리는 오감의 종류가 다릅니다. 시각, 청각, 피부의 감각, 향기, 맛 중에서 당신의 심리적 상태와 깊이 관련된 것은 무엇일까요?

그것을 찾기 위한 좋은 방법이 있습니다. 어릴 적 행복하고 즐거웠던 추억의 장면을 하나 떠올려 보세요. 몇 초 동안 구체적으로 떠올립니다.

이를테면 가족들의 축하를 받던 생일파티는 어떤가요? 촛불의 흔들리는 빛, 아버지와 어머니의 웃는 얼굴. 노랫소리, 웃음소리, 케이크의 맛.

몇 가지가 떠오르면 그중에서도 특별히 마음이 따뜻해지거나 기쁜 마음이 샘솟는 감동적인 것을 하나 골라보세요.

그 장면 속에서 예컨대 생일 축하 노랫소리가 특히 좋았다면 기분 좋은 청각 자극이 당신을 치유하고 기분을 고양시켜 줄 것입니다.

좋아하는 음악이나 작은 시냇물 소리 같은 자연음을 스마트폰에 저장해두고 마음이 편치 않을 때나 간식이 먹고 싶어 불안해질 때 들어보세요.

같은 생일파티 장면이라도 촛불이 흔들리는 모습을 보며 기분이 좋았다면 시각적 자극이 당신의 감정을 움직이고 스트레스를 줄여줄 가능성이 있습니다. 좋아하는 화가의 그림, 해외의 아름다운 경치, 귀여운 고양이 동영상 등 보고 있으면 편안해지는 것을 스마트폰에 저장하거나 언제든지 꺼내 볼 수 있는 곳에 두면 편리합니다.

후각이라면 아로마 오일이나 향이 좋은 차, 허브 화분 등을 이용할 수 있습니다. 신체 감각의 경우 따뜻한 목욕, 기분 좋은 바람을 느끼며 걷기, 마사지나 지압 받으러 가기 등의 방법이 있습니다.

이번 챌린지 중 미각에 관해서는 주의가 조금 필요합니다. 현재 탈 간식 챌린지 중이므로 아이스크림이나 디저트를 통해 힐링을 얻을 수는 없습니다. 단맛의 쾌락 자극은 강력하기 때문에 거기서 벗어나야 합니다.

짠맛이나 감칠맛은 단맛과는 다르지만, 짭짤한 과자가 간식이 되고 짠맛이 강한 음식은 밥을 더 먹게 만들며 탄수화물을 많이 섭취하면 그 결과 단것이 먹고 싶어지는 연쇄 반응이 일어납니다.

**가능한 한 음식이 아닌 다른 것으로 힐링하는 방법을 준비해 두는 것이 좋습니다.** 그래도 뭔가 입이 심심할 때는 스위칭법으로 준비한 식재료를 천천히 음미하시기 바랍니다.

담백한 것을 소량씩 입에 넣고 천천히 맛보는 것도 좋습니다. 수프나 녹차 같은 음료도 좋고 채소 스틱을 냉장고에 준비해 두는 것도 추천합니다.

## 2-9 | STEP 2의 기록 시트

- **당신의 컨디션을 정비하는데 장애가 되는 것을 5가지 골라 보세요.**

수면 부족, 음주, 지질 부족, 비타민과 미네랄 부족(고기와 채소가 부족. 식재료의 종류가 적음), 수분 부족, 염분 과잉 섭취(빵, 면류, 가공식품이 많음), 운동 부족, 햇빛 부족, 긴장하는 상황이 많음, 중압감을 느낌, 도망치고 싶은 현실이 있음, 분노를 느낌

- **먹고 싶은 마음이 커졌을 때의 메모**

날짜

먹은 것 (먹지 않았다면 ○)

계기

깨달음, 해결책

**[ 예 ]**

- **DAY 1**

10월 17일

슈크림 1개

퇴근길에 피곤함을 느꼈다.

잠이 부족했다. 오늘은 11시까지는 잔다.

• **DAY 8**

• **DAY 9**

• **DAY 10**

- DAY 11

- DAY 12

- DAY 13

• **DAY 14**

STEP 2에서 도전한 것과 깨닫게 된 것을 기록해 보세요.

STEP 3

# DAY 15 - DAY 21
# 새로운 나를 알아차린다

## 3-1 | 변화의 조짐을 알아차리는 것이 성공 비결

2주간 챌린지를 계속하는 사이에 어떤 변화가 일어날 것입니다. 이 변화를 얼마나 알아차릴 수 있느냐가 향후의 지속성에 영향을 미치게 됩니다.

자발적으로 이전과 다른 행동을 하면서도 '난 전혀 변한 게 없어'라고 생각한다면 모처럼의 변화를 무시하는 게 됩니다. 조금이라도 달라진 자신을 인정하면 자신감이 생깁니다.

어렸을 때 뭔가를 열심히 해 가족들에게 인정받고 기뻤던 기억이 있지 않으신가요? 목표를 향해 나아가는 모습을 누군가가 봐주고 인정해 주었을 때의 기쁨을 떠올려 보세요.

고등학교 3학년 여름방학 때, 저는 아침 공부를 시작하기 전에 일찍 일어나 달리기를 했습니다. 그런 모습을 보고 부모님이 "정신력이 대단하구나!"라고 말씀해 주신 게 너무 기뻐서 다음날도 일찍 일어나서 열심히 해야겠다고 다짐했던 기억이 납니다.

남들이 나의 노력이나 변화를 알아주면 기쁘고 의욕이 생기는 것과 마찬가지로 자신에 대해서도 변화를 알아차리고 인정해 주면 '내가 잘 하고 있구나'라는 자신감이 생깁니다.

아주 작은 변화라도 좋습니다.

예를 들어 저녁에는 흰쌀을 먹지 않기로 했는데 먹어 버렸다고 칩시다. 하지만 이전에 비하면 절반 정도의 양만 먹었을 수도 있습니다. 그걸 알게 되었다면 '예전보다 식사량을 조절할 수 있게 되었네. 대단하다!'라고 자신의 변화를 제대로 인정해 주는 것이 중요합니다.

먹었다는 사실에 주목할 것이 아니라 이전에 비해 얼마나 먹었는지, 어떻게 먹고 있는지 등의 좋은 변화를 세세하게 알아차리는 것입니다. 만약 배부르게 먹었다고 해도 먹은 직후 배가 무겁다는 것을 알아차렸다면 그것도 알아차림입니다.

먹기 직전에 이걸 다 먹으면 어떤 기분이 들까 하고 잠깐 멈춰 생각했다면 그것도 '알아차림'입니다. 다음부터 먹을 때는 밥그릇의 절반만 먹어야겠다고 결심했다면 그것은 확실한 변화입니다.

STEP 3에서는 자신에게 일어난 변화를 재빨리 찾아내 자신을 계속 격려할 수 있도록 '변화에 대한 알아차림'의 능력을 키울 것입니다.

### 3-2 | 피부의 윤기 변화

만약 뾰루지가 나거나 피부가 까칠해지는 등 피부 상태가 좋지 않다고 느꼈다면 변화를 알아차릴 기회입니다. 간식과 피부 상태는 사실 매우 깊은 관계가 있습니다. 탄수화물 섭취가 늘어나면 사용되지 않은 탄수화물은 간에서 지방으로 축적됩니다.

그리고 남은 지방은 혈액을 타고 전신으로 운반되어 피지로 나타나는 것입니다. 탄수화물을 섭취할수록 피부는 끈적이기 쉽습니다.

끈적임이 심하고 화장이 잘 망가지는 사람은 흔히 지질 제한 식사를 합니다. 튀김을 덜 먹거나 기름진 고기를 먹지 않도록 조심하는 것이지요. 하지만 이건 별로 효과가 없습니다.

**피지를 만드는 것은 음식에 들어 있는 기름이 아니라 탄수화물입니다.**

피부의 세포막은 지방으로 구성되어 있으므로 평소 식단을 통해 기름을 섭취해 두면 세포 안에 수분을 가둬서 탱탱한 상태를 유지할 수 있습니다.

그 밖에 끈적임을 개선하기 위해 자주 세수를 하거나 유분이 적은 산뜻한 타입의 화장수를 사용하는 것도 좋지 않습니다. 안타깝지만 몸 안에서 나오는 유분을 바깥에서 제거해도 그만큼의 유분이 피부로 다시 올라옵니다. 피부의 유분을 제거할수록 이를 보충하기 위해 안에서 기름이 올라오는 것입니다. 반대로 바깥에서 오일로 피부의 유분을 보충해 두면 피부 보습력이 높아집니다.

체내의 기름이 피부로 올라오는 원인이 되는 당을 줄이면 피부 상태가 개선되는 것을 체감할 수 있습니다.

아침저녁 피부 관리 시에는 눈에 보이는 윤기에 먼저 주목하세요. 세안할 때는 손가락 끝으로 부드럽게 만지면서 이전과 다른 점을 알아차리시기 바랍니다.

## 3-3 | 하루에 몇 번 간식 생각이 나는가?

먹지 않겠다고 결심해놓고 간식을 먹었다면 반드시 기록해 두세요. 그리고 먹고 싶은 마음이 일어나는 것도 알아차리셔야 합니다. 하루에 몇 번 그런 마음이 생기는지 파악하는 것이 중요합니다.

아마 이 챌린지를 시작하기 전에는 먹고 싶다는 생각이 들면 바로 구매하거나 먹었을지도 모릅니다. 하지만 일단 챌린지를 시작하면 변화가 나타날 것입니다.

챌린지 전에는 '쿠키가 먹고 싶다'는 생각과 동시에 과자가 들어 있는 선반으로 걸어가 쿠키를 하나 꺼내 먹었다고 칩시다. 하지만 챌린지 중에는 '먹고 싶다'는 생각에 과자가 있는 곳까지 걸어간 뒤 잠시 멈춰 서서 뭔가를 생각할 수도 있습니다.

'쿠키는 이제 없으니 견과류를 먹어보자'라거나 만약 쿠키가 있더라도 '먹고 싶지만 나는 지금 탈 간식 챌린지 중인데 어떡하지…'라고 고민하는 순간의 공백이 있을 것입니다.

탈 간식 중이라는 인식이 확고해지면, 먹고 싶은 마음을 들여다보지 않고 무의식적으로 입에 간식을 넣던 예전과는 달리 챌린지를 함으로써 '어떡하지? 먹을까?' 하는 갈등이 생깁니다. **그 욕구와 행동 사이의 간극이야말로 큰 변화**입니다.

이 작은 간극을 매번 확실히 알아차리고 욕구와 행동 사이에서 어떤 생각을 하고 행동했는지를 자각하는 것이 중요합니다.

실제로 먹지 않아도 먹고 싶은 마음이 일어났던 장면을 '마음의 카메라'로 촬영해 기억해 두세요. 오늘은 어떤 갈등이 몇 번 있었는지 기억나는 범위 내에서 자기 전에 기록해 두시기 바랍니다.

**계속하다 보면 먹고 싶다고 생각하는 횟수가 줄어들고 언젠가는 먹고 싶은 마음이 생기지 않게 됩니다.** 이 챌린지를 하는 많은 분들이 '어느샌가 먹고 싶다는 생각을 하지 않게 되었다'고 말씀하십니다. 참는 것이 아니라 '딱히 필요 없는' 상태가 될 수 있습니다.

## 3-4 | 마음의 컨디션

불안은 단것을 먹고 싶어지는 계기가 되지만 반대로 단것을 항상 먹고 있으면 불안해지기 쉽습니다. 비타민 B6는 세로토닌 등의 뇌 호르몬 대사에 관여하므로 마음의 안정에 필수적인 요소인데, 탄수화물을 항상 먹다 보면 이 비타민 B6를 대량으로 소비하게 됩니다. 비타민 B6가 결핍되면 불안뿐만 아니라 피로감도 강해지므로 생기발랄하게 지낼 수 없습니다.

탈 간식 챌린지를 시작하면 이 악순환이 사라지기 때문에 불안과 피로를 덜 느끼고 마음이 안정됩니다. 두통과 불면증이 있던 사람은 뇌 호르몬이 조화를 이루게 되니 그런 증상도 개선됩니다. 두통이 없어지고 푹 잘 수 있게 되어 스트레스가 더욱 줄어들고 하루하루를 더 즐길 수 있게 됩니다.

### 3-5 | 이전의 행동과 지금의 행동

챌린지 전에는 간식과 관련해 어떤 행동을 취했는지 떠올려 보세요.

- 퇴근하는 길
- 슈퍼마켓의 과자 진열대
- 디저트 가게 앞을 지날 때
- 누군가를 방문하려 선물을 고를 때
- 평소 가지 않는 동네에 소문난 디저트 가게가 있다는 사실을 알았을 때
- 간식을 받았을 때
- 커피숍에 들어갔을 때
- 외식 때의 디저트

간식과 관련된 장면이 정말 많습니다. 이전에 당신은 어떤 행동을 했었나요? 이렇게 예를 들어보면 상당한 시간을 간식에 쓰고 있었다는 사실을 알게 될 것입니다.

| 간식 문제로 뇌를 지치게 하지 마세요 |

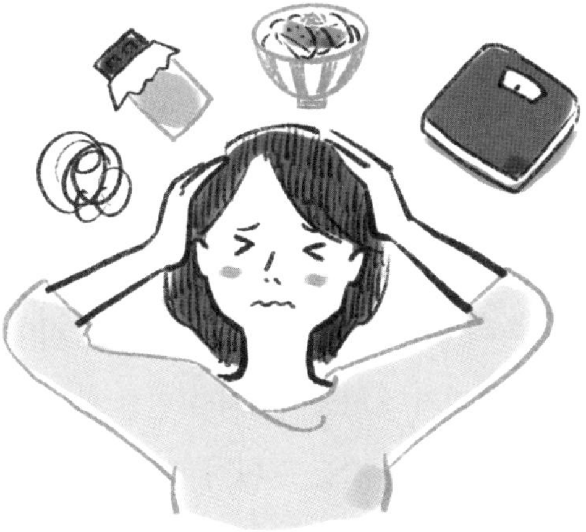

간식에 관한 것이 머릿속을 차지하는 비율은 어느 정도이며 어떤 생각을 했었나요? 매일 간식을 먹던 시절에는 간식에 관해 생각하는 시간이 상당히 길었을 것입니다.

"저 가게에 가면 그 과자를 사겠다는 생각에 설렌다."
"살이 찌니 간식을 끊어야겠다고 결심한다."
"막상 외출하면 결국엔 간식을 사 들고 와 먹고 후회한다."
"체중이 늘어나 간식을 먹은 나 자신에게 짜증이 난다."

이처럼 과거 자신의 머릿속을 간식이 어떻게 점거하고 있었는지 생각해보세요.

두 번 다시 오지 않을 소중한 하루이므로 간식에 관한 일로 시간을 낭비하고 뇌를 피로하게 만드는 것은 정말 아까운 일입니다.

그럼 탈 간식 챌린지를 시작한 후 당신의 행동은 어떻게 달라졌나요? 간식을 위해 줄 설 필요가 없어졌고 슈퍼마켓과 편의점의 과자 진열대나 디저트 진열대에서 고민할 필요도 없습니다.

행동이 변하고 마음의 갈등도 많이 줄어 마음이 가뿐할 것입니다. 무의식적으로 간식에 휘둘렸다는 사실을 깨닫게 되면 지금의 생활이 한층 더 편안하게 느껴질 것입니다.

예전에 제가 간식을 자주 먹던 시절에는 장을 보러 가면 어디를 가든 간식 생각을 했습니다. 슈크림 가게에서는 신상품을 사기 위해 줄을 서고, 슈퍼마켓에서는 쟁여두기 위해 구운 과자를 사고, 카페에서는 케이크를 주문하고, 영화관에서는 팝콘으로 할지 나쵸로 할지 고민했습니다.

간식을 고르고 사는 것은 즐거운 일이지만 그 설렘과 한때의 달콤하고 맛있는 쾌락을 위해 얼마나 많은 시간과 노력과 돈을 썼는지 생각하면 새삼 놀랍습니다.

지금은 디저트 가게가 있다는 것을 못 알아차릴 정도로 관심이 없어졌습니다. 가끔 먹을 때도 있지만 그때는 마음껏 음미합니다. 하지만 다른 시간에는 간식에 대해 생각하는 일이 거의 없어졌습니다.

### 3-6 | 좋아했던 간식을 먹어 보자

당신이 푹 빠져 있던 간식은 무엇입니까? 항상 집에 쟁여두고 싶고 일단 먹기 시작하면 전부 먹어치워 버릴 정도로 매우 좋아하는 것 말입니다. 챌린지를 시작한 지 3주째에 접어들면 먹고 싶은 마음이 상당히 희미해질 겁니다.

이때 꼭 해야 할 일이 있습니다. 금지했던 좋아하는 간식을 먹는 것입니다. 하지만 스마트폰이나 TV를 보면서 꾸역꾸역 먹어서는 안 됩니다. 한입을 천천히 음미하면서 먹어 보세요.

우선, 접시에 조금만 담아 바라봅니다. 색과 질감을 관찰한 후 하나를 집어 들어 향을 맡습니다. 입술에 갖다 댔다가 가만히 입에 넣으세요. 혀에 닿는 촉감을 확인한 후 천천히 씹어 음미하면서 먹습니다.

어떤 느낌일까요? 최고로 맛있을까요? 아니면 생각만큼 맛있지 않았을까요? 오랜만에 먹다 보면 미각이 변하기도 합니다. 간식을 잠시 멀리하는 데 성공했다면 이번에는 좋아하는 음식을 한 번 음미해보시기 바랍니다. 다시 빠져들지도 모르는 것을 왜 굳이 먹으라고 하느냐고요? **냉정하게 맛을 음미할 수 있으면 빠져들지 않고 소량으로 만족할 수 있다**는 사실을 몸소 체험하길 바라기 때문입니다.

담배나 술과 달리 간식은 우리 주변에 넘쳐납니다. 일상적으로 식탁에서도, 전철에서도, 어린아이도 쉽게 먹을 수 있습니다. 이런 식재료를 앞으로 평생 피해가며 살기는 어려우니 잘 어울려 사는 수밖에 없습니다. 중독에서 벗어난 생활을 하게 되면 친구나 자녀와 적당한 양의 간식을 즐길 수도 있습니다.

매일같이 단맛이 강한 것을 먹다 보면 단것에 대한 감각이 둔해지지만, 잠시 끊으면 둔감해졌던 감각이 돌아옵니다. 오랜만에 단것을 먹으면 예전보다 더 강하게 단맛을 느끼기 때문에 '이렇게 달았구나'라고 틀림없이 알아차리게 됩니다.

지금까지 '이건 너무 달아!'라고 느낀 적이 있으신가요? 그런 체험은 거의 없을지도 모릅니다. 하지만 일단 간식과 동떨어진 생활에 익숙해지면 예전에 먹던 많은 디저트가 자신에게 '너무 달다'고 느껴질 것입니다. 그러면 별로 맛있다는 생각이 들지 않기 때문에 다시 중독에 빠지지 않습니다.

### 3-7 | 음식의 스토리를 상상한다

태어나서 지금까지 우리가 각자의 스토리를 가지고 있듯이 모든 식재료에도 나서부터 당신의 입에 들어가기까지의 스토리가 있습니다. 그 이야기를 상상하는 것만으로도 음식에 대한 인식이 높아지고 감사하는 마음이 생깁니다. 식재료를 제대로 인식하고 먹으면 급하게 먹거나 과식하는 것을 막고 더욱 깊이 맛을 음미하게 됩니다.

당근 한 조각을 먹을 때마다 당근의 스토리를 한 번 떠올려 보세요. 당근 씨앗을 채취하는 사람이 있을 테고 누군가가 그 씨앗을 사서 밭에 뿌립니다. 밭의 흙에는 다양한 박테리아와 벌레가 살지요.

그 흙 속의 양분과 수분을 흡수한 씨앗은 싹을 틔우고 자랍니다. 몇 달 동안 비가 오고 햇볕이 내리쬐고 바람이 불고 인간이 보살핀 결과 먹을 수 있는 당근이 되면 수확이 시작됩니다. 수확하는 사람이 기쁨에 찬 미소를 짓습니다.

깨끗하게 씻은 당근을 상자에 담아 출하하는 모습, 운반하는 사람, 가게에 진열하는 사람, 사는 사람, 요리하는 사람, 그리고 먹는 당신에게 전달되어 여기까지 왔습니다. 이렇듯 당근 하나에도 헤아릴 수 없이 많은 관계가 이어져 있습니다.

혼자 밥을 먹고 있어도 많은 사람들과 연결된 삶을 살고 있다고 느껴지지 않나요? 가능하면 자연에서 자란 것을 선택해야 식재료의 스토리를 그리기 쉽습니다. 사람이나 자연과 내가 연결되어 있다는 것을 느끼면 행복해집니다. 식재료 고르는 방법 하나로도 우리는 더 행복해질 수 있습니다.

## 3-8 | 작은 기쁨을 찾는 연습

시험 합격처럼 뚜렷한 성과를 얻게 되면 '기쁨'이라는 감정이 샘솟습니다. 반면에 평소에 가까이 있는 것에 대해서는 특별히 아무것도 느끼지 못하는 경우가 많습니다. 여기서는 일상생활 속에서 많은 기쁨을 찾아 행복도를 높여가고자 합니다.

행복을 알아차리지 못하고 지내면 스트레스 쪽으로 의식이 향하기 쉽고, 그 스트레스를 없애려고 간식을 찾게 될 수도 있습니다. 또한 기쁨을 느낄 때는 몸의 긴장이 풀리고 자율 신경도 조절이 잘 됩니다. 몸 상태가 좋아지면 기쁨과 행복을 쉽게 느끼므로 몸과 마음의 사이클이 좋아집니다.

그럼 몇 가지 질문을 드리겠습니다. 그 대답은 작은 기쁨을 가져다 줄 것입니다.

### 1. 지금 당신이 행복하게 살 수 있는 건 어떤 이유 때문입니까?

건강한 몸이 있어서, 평화로워서, 먹을 것이 있어서, 가족이 있어서 등 많은 이유를 찾을 수 있을 것입니다. 하나씩 찾을 때마다 '다행이다', '기쁘다' 등의 말을 마음속으로 중얼거려 보세요. 한층 더 기분이 좋아집니다.

### 2. 어떤 때 안도감을 느끼나요?

긴장에서 해방되었을 때 기쁨과 안정감을 느낍니다. 전철에 늦지 않고 탔을 때, 발표를 잘했을 때, 해야 할 일을 끝냈을 때 등 지금까지 안도감을 느꼈던 순간을 떠올려 보세요. 평소 즐겨 앉는 소파에 앉았을 때나 욕조에 몸을 담갔을 때처럼 안심할 수 있는 장소에 있을 때도 마음이 놓일 거예요.

안도감을 느끼는 순간과 장소를 떠올려 보고, 다시 그 순간이 찾아오면 안도감에서 오는 기쁨을 충분히 느껴보시기 바랍니다.

**3. 항상 옆에 있지만 없으면 곤란한 것은 무엇입니까?**

예 : 공기, 물, 가족, 반려동물, 손과 발, 컴퓨터, 자동차, 근처 편의점 등

**4. 불쾌한 감각이 없다는 것을 상기시켜 보세요.**

예 : 아픔 · 고통 · 슬픔 · 동요 · 혼란 · 분노 · 무료함 · 무력감 · 불안 · 고독 · 미움 등

## 3-9 | 사랑하는 나를 위한 배려 훈련

직장 일이나 집안일, 친구 일에 대해서는 최선을 다하면서 자신의 일은 뒷전으로 미루고 있지 않습니까?

고령자 시설에서 일하는 유미코 씨(가명·40대)는 직장에서 모든 이의 해결사 역할을 하며 언제나 웃는 얼굴로 활발하게 일하고 있습니다. 그녀가 집에 돌아와 초등학생과 중학생 아이에게 저녁을 차려주고, 학원 픽업을 하고, 여섯 식구의 빨래와 저녁 식사 정리까지 마치고 나면 이미 한밤중이 되어 있습니다.

모두가 잠든 후 목욕을 하고 나서야 비로소 한숨 돌릴 수 있지요. 피곤한 와중에 무의식적으로 스마트폰을 체크했더니 친구로

| 자신의 시간을 소중히 하고 있습니까? |

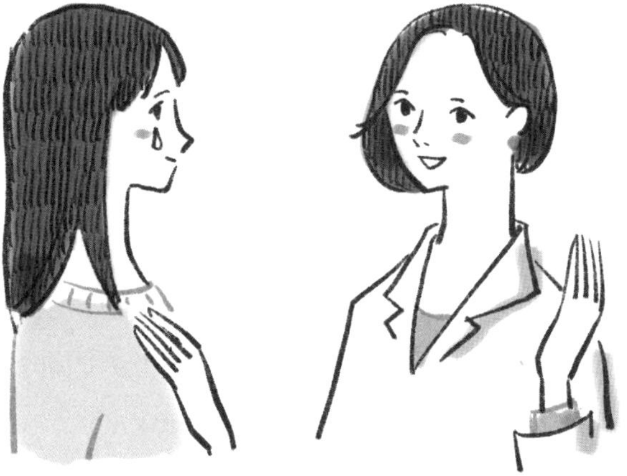

부터 상담 메시지가 와 있습니다. 자기 전에 답장을 하고 30분 정도 메시지를 주고받다가 이어서 SNS를 계속 보게 됩니다.

슬슬 자야 한다고 생각하면서도 자기 전에 단것이 먹고 싶어져 부엌에 있는 과자를 3개나 먹어버렸습니다. 정신을 차려보니 새벽 1시입니다. 내일도 5시 반에 일어나서 아이들 도시락을 싸야 합니다…….

저에게 상담하러 오는 분 중에는 이런 경우가 많습니다. 하루 중에 자기 시간이 거의 없습니다. 있다면 SNS를 보고 있을 때나 간식을 먹고 있는 시간 정도일까요? 이런 생활을 계속하다 보면 몸과 마음이 피로해져서 언젠가는 지쳐버릴 것 같습니다.

완벽하게 열심히 하려고 할수록 피로도는 높아집니다. 피로가 쌓일수록 손쉽게 쾌락을 느낄 수 있는 간식이나 SNS 등에 쉽게 손이 갑니다.

번아웃이 올 것 같다면, 누군가에게 일이나 가사를 분담할 수 없는지 검토해야 합니다. 가능하면 조금 힘을 빼고 부담을 줄이도록 연구해 보세요. 당장 다른 대안이 없다면 우선 자신의 노력을 인정하고 배려하는 마음으로 접근해 보세요.

당신이 건강하지 않으면 주변 사람들에게 행복을 줄 수 없습니다. **가장 먼저 배려해야 할 대상은 여러분 자신입니다.** 배려란 무엇일까요? 응석을 받아주는 것과는 다른 개념입니다.

'열심히 했으니까 디저트를 실컷 먹자'라는 생각이 배려일까요? 나중에 후회하거나 몸 상태가 나빠지게 된다면 자신을 학대한 결과가 되고 맙니다.

지금도 행복하고 미래에도 행복해지는 보상을 하시기 바랍니다. 자신의 행복을 바라는 마음이 커지게 만드는 말을 해 보세요.

❶ 아침에 일어나서 지금까지 어디서 어떤 일을 했나요? 행동 하나하나를 떠올려 보세요. 몸단장을 하거나, 아침밥을 준비하거나, 자동차 운전을 하거나, 직장일을 하는 등 생각보다 많은 일을 했을 수 있습니다.

❷ 눈앞의 일을 하나하나 완수해낸 자신에게 '고마워, 잘하고 있어'라고 혼잣말을 해보세요.

❸ 그중에서도 평소보다 조금 더 열심히 한 일이 있나요? 만약 있다면 '평소보다 더 열심히 했네. 대단해'라고 자신의 노력을 인정해 주세요.

❹ 평소보다 굉장히 열심히 한 일이 있나요? 만약 있다면 '오늘 정말 열심히 했네! 잘했어. 열심히 해줘서 고마워!'라고 조금은 과장되게 자신을 칭찬하고 감사해합니다.

얼마나 열심히 했는지에 대해 남과 비교할 필요는 없어요. 만약 열심히 한 일에 대해 "다들 이 정도는 하는 거지. 대단한 일도 아니야"라고 다른 사람이 말한다면 실망스러울 수도 있어요. 하지만 당신이 매우 열심히 했다고 생각한다면 충분히 칭찬해 주고 완수한 것을 기뻐하세요.

## 3-10 | STEP 3의 기록 시트(DAY15-21 사이에 한 번 체크해 보세요)

변화를 알아차리는 워크 시트

- **피부 상태**

챌린지 전(DAY 1 이전)

□ 얼굴이 번들거리거나, 끈적이거나, 거칠었다.

□ 모발이 끈적이거나 혹은 거칠었다.

□ 뾰루지가 있었다.

□ 화장이 잘 받지 않았다.

□ 눈 밑에 다크서클이 있었다.

챌린지 후(DAY 15-21)

□ 얼굴이 번들거리거나, 끈적이거나, 거칠다.

□ 모발이 끈적이거나 혹은 거칠다.

□ 뾰루지가 있다.

□ 화장이 잘 받지 않는다.

□ 눈 밑에 다크서클이 있다.

- **몸과 마음의 컨디션**

챌린지 전(DAY 1 이전)

☐ 짜증

☐ 피로

☐ 잠이 잘 오지 않는다, 도중에 깬다.

☐ 두통

☐ 불안, 우울

챌린지 후(DAY 15-21)

☐ 짜증

☐ 피로

☐ 잠이 잘 오지 않는다, 도중에 깬다.

☐ 두통

☐ 불안, 우울

- **생각과 행동의 변화**

물건을 사러 갔을 때나 간식을 받았을 때 생각이나 행동에 뭔가 변화가 있었다면 써 보세요.

예 : 레스토랑에 가도 디저트를 먹고 싶다는 생각을 하지 않게 되었다.

- **좋아했던 간식을 먹어본 소감**

예 : 달콤하게 느껴졌다, 맛있었지만 적은 양으로 만족했다 등.

# 추천하는 서포트 툴

## ● 혈당 모니터링

무엇을 먹으면 어느 정도 혈당이 올라가고 어떻게 변화하는지 살펴보면 어떤 식재료를 조심해야 하는지 확실히 알 수 있습니다. 집에서 혈당을 지속적으로 측정할 수 있는 장치가 있으니 관심 있는 분들은 꼭 사용해 보세요.

팔에 센서를 붙이고 스마트폰으로 판독하면 혈당치를 알 수 있습니다. 쉽게 피곤해지거나 병원에서 혈당치가 높다는 말을 들은 적이 있는 분에게 적극 추천합니다.

[ 프리스타일 리브레 ]

www.diabetesmall.co.kr

## ● 탈중독 습관화에 도움이 되는 앱

탄수화물 제한 앱은 많은데 탄수화물 중독에 특화된 앱은 현재 일본에는 없는 것 같습니다. 해외에서 출시된 것으로는 7일간의 챌린지 앱이 있었습니다.

이번 챌린지는 탄수화물을 줄이는 것보다는 간식이나 단것에 대한 중독을 없애는 것이 주된 목적이기 때문에 칼로리 계산이나 영양 균형 계산은 그다지 중요하지 않습니다.

그래서 제가 추천하는 것은 금주나 금연을 위한 앱입니다. 술이나 담배를 간식으로 대체해 도전하면 됩니다. 3주 동안 앱으로 자신의 행동을 가시화하면 재미있게 의욕을 유지할 수 있습니다.

## ● 동료와 온라인으로 도전한다

제가 강사로 있는 '마인드풀·라이프 코치 베이직 강좌'에서는 다면적인 접근 방식을 통해 각자가 익히고 싶은 습관에 함께 도전합니다. 매주 90분의 온라인 강좌를 2개월간 수강하고 이후에는 온라인 살롱에서 습관화를 강화하며 개별 상담으로 서포트해 드립니다.

[ 마인드풀 라이프 코치 베이직 강좌 ]

https://mindful-health.co.jp/lp/

맺음말

# 내 몸과 마음을 변화시킬 수 있는 사람은 바로 나!

탄수화물과 단것을 즐기는 일이 나쁜 것은 아닙니다. 하지만 맛있는 간식이 없을 때 괴로워지는 상황이라면 거기서 손을 떼는 편이 훨씬 행복합니다.

얼마 전 어느 온천 마을에 간 적이 있습니다. 산으로 둘러싸인 조용한 마을이었는데 메인 거리에는 디저트 가게가 즐비했고 관광객들은 여기저기 가게 앞에서 장사진을 이루고 있었습니다. 주위에 아름다운 경치가 펼쳐져 있는데도 가게 입구만 쳐다보며 기다리고 있는 사람들의 지겨운 듯한 얼굴을 보니 참을 수 없는 기분이 되었습니다.

간식은 무언가를 즐기기 위해 꼭 필요한 아이템이라고 많은 이들이 믿고 있는 것 같습니다. '그것이 없으면 행복해질 수 없다'는 것은 단순한 선입견일 뿐입니다. 자기 나름대로 지금이 이미 완벽하고 행복한 순간이라고 느낄 수도 있습니다.

탄수화물 중독에서 벗어날 수 있다면 건강하고 아름다워지고 마음이 평온해집니다. 자신의 행복도가 올라가고 주변 사람들도 행복해집니다.

탄수화물에 중독되거나 의존할 때 자주 사게 되는 가공식품 대부분은 플라스틱 포장지에 싸여 있습니다. 바다나 길거리에서 쓰레기를 줍다 보면 디저트가 들어있던 컵이나 주먹밥 포장 비닐, 페트병 뚜껑 등이 너덜너덜해져서 떨어져 있습니다.

우리 아이들, 손자, 손자의 손자 세대가 되어도 지구에서 사라지지 않을 쓰레기입니다. 이것들이 눈에 보이지 않는 크기가 되어 수돗물에 들어가거나 흡입되고 있습니다.

탄수화물 중독이 자신의 몸뿐만 아니라 지구도 훼손시키고 있음을 깨닫고 나서 이 중독에 대해 뭔가 할 수 있는 것이 없을까 하고 진지하게 생각하기 시작했습니다. 그래서 이 책을 기획하기에 이르렀습니다.

직접 채소나 고기 등을 사서 요리하면 탄수화물 섭취가 줄고 플라스틱 포장도 덜 쓰게 되어 지구에 공헌할 수 있습니다. 면류와 빵의 섭취가 줄어들면 생활습관병이 줄어 세계 사망률도 줄어들 것입니다.

20년 이상 내과 의사로서 병을 고치기 위해 약을 처방하고 치료하고 있지만, 우리 **몸을 변화시키는 가장 강력한 힘은 개개인이 무엇을 깨닫고 어떻게 행동하는가 하는 본인의 주체적인 대응 방식에 있다고 생각합니다.**

탄수화물 중독으로부터의 탈피는 자신을 위한 것일뿐만 아니라 사람과 사회와 지구의 좋은 연쇄작용을 만들어내는 사회공헌 행위이기도 합니다.

이 챌린지에 성공해 당신이 더욱 행복해진다면 주변 사람들도 따라 하고 싶어질지 모릅니다. 다 함께 탄수화물 중독에서 벗어나 건강하고 즐거운 사회를 만들어 나갔으면 합니다.

마지막으로 이 책을 만드는데 협력해 준 여러분, 곁에서 항상 지지해 주는 동료 하즈키 요카 씨, 가족과 친구 모두, 마인드풀·라이프 코치 여러분, 한 사람 한 사람 이름을 다 적을 수는 없지만 진심으로 감사합니다.

편집자 다카라다 준코 씨는 기획에서부터 집필에 관한 세세한 부분까지 정성을 다해 주셨습니다. 정말 고맙습니다. 이 책은 이런 훌륭한 팀에 의해 완성되었습니다.

독자 여러분이 이 책으로 인해 몸과 마음이 가벼워지고 인생이 한층 더 빛나게 되기를 기원합니다.

야마시타 아키코

## 탄수화물 줄여서 더 가볍게 살기

1쇄 펴낸날 2023년 11월 15일

**지은이** 야마시타 아키코
**옮긴이** 박승희
**펴낸이** 정원정, 김자영
**편집** 홍현숙
**디자인** 패러그래프

**펴낸 곳** 즐거운상상
**주소** 서울시 중구 충무로 13 엘크루메트로시티 1811호
**전화** 02-706-9452
**팩스** 02-706-9458
**전자우편** happydreampub@naver.com
**인스타그램** @happywitches
**출판등록** 2001년 5월 7일
**인쇄** 천일문화사

**ISBN** 979-11-5536-206-8 13510